Las opiniones de la gente acerca de *Heart Smart for Women*

"Hace muchos años que defendemos la salud de las mujeres. Nuestro objetivo es asegurarnos de que todas las mujeres comprendan que las enfermedades cardíacas son diferentes en las mujeres. Las mujeres deben tener acceso a los conocimientos, los servicios y las herramientas necesarias para vivir vidas largas y saludables. *Heart Smart for Women* es un recurso importante para las mujeres de todas las edades que desean comenzar a vivir una vida con un corazón más saludable. Mediante consejos prácticos para la vida diaria sobre nutrición, hábitos de descanso, manejo del estrés y la importancia de contar con un buen médico, *Heart Smart for Women* enseña a las mujeres a tomar el control de su salud y dar pequeños pasos que tendrán un enorme impacto sobre la salud del corazón".

—Iris y Saul Katz

"La autogestión y la colaboración entre pacientes y proveedores son fundamentales para la salud de las mujeres. ¡Las doctoras Mieres y Rosen han dado a las mujeres el impulso, los recursos y las habilidades que necesitan para abordar esta importante iniciativa!"

—Nanette K. Wenger, MD
  Profesora emérita de medicina (cardiología),
  Emory University School of Medicine and
  Consultora fundadora, Emory Women's Heart Center

"Heart Smart for Women es un libro de lectura obligatoria para las mujeres y los profesionales del cuidado de la salud femenina. El libro ofrece una guía para hacer simples cambios de estilo de vida que, como médicos, debemos recomendar a todas nuestras pacientes. Se trata de una herramienta para los miembros de la comunidad médica que desean asegurarse de que sus pacientes femeninas lleven el estilo de vida más saludable para su corazón. Un beneficio adicional es que, como las mujeres son las principales encargadas de la salud familiar, aquellas que sigan el programa de seis semanas muy probablemente mejorarán la salud de toda la familia".

— **Lawrence Smith, MD**
  Decano fundador,
  Donald and Barbara Zucker School of Medicine en Hofstra/Northwell

"Es el plan de estilo de vida más completo que he leído para mantener un estado de salud óptimo del corazón, adaptado a las necesidades específicas de las mujeres. Este libro ofrece un enfoque simple y fácil de seguir para crear un estilo de vida saludable, reducir el estrés, mejorar la dieta y realizar actividad física de manera eficaz. Un dato importante es que las autoras de este libro son reconocidas autoridades en el campo de la prevención de enfermedades cardiovasculares y la salud femenina. Este libro supera a los otros de su género y debe usarse como referente obligatorio para hacer cambios de vida importantes y positivos para tener un corazón saludable".

— **Leslee Shaw, PhD**
  Profesora de medicina,
  Emory University School of Medicine

"Como cardióloga pediátrica, sé que la enfermedad cardíaca en las mujeres comienza a desarrollarse a temprana edad, por motivos que incluyen factores de riesgo familiares, hábitos alimenticios y elecciones de estilo de vida. Las doctoras Mieres y Rosen ofrecen una guía clara acerca de los pasos importantes que pueden dar las mujeres de todas las edades para garantizar la salud de sus corazones a futuro. Si es cierto que más vale prevenir que curar, las mujeres que lean este maravilloso libro descubrirán rápidamente que vale su peso en oro".

— **Angela Romano, MD**
  Cardióloga pediátrica,
  Cohen Children's Medical Center, Northwell Health

"Hace trece años tuve una forma poco común de ataque al corazón. Me recuperé con éxito gracias al trabajo de dos cardiólogas brillantes y dedicadas, las doctoras Stacey Rosen y Jennifer Mieres. Cada una trabajó en estrecha colaboración conmigo y desempeñó un papel importante al guiarme y enseñarme cómo llevar una vida sana para el corazón. Este maravilloso libro *Heart Smart for Women* captura todas esas enseñanzas. Sus sugerencias reales y llenas de sentido común, su consideración y la forma en la que simplemente me alentaron y me AMARON me llevó de regreso a mi lugar feliz. Ahora es mi turno de devolver tanta dedicación. Como representante de WomenHeart, inspirada y apadrinada por las doctoras Rosen y Mieres, coordino un grupo de apoyo para mujeres que padecen enfermedades cardíacas o corren el riesgo de desarrollarlas".

— **Joyce Lenard, WomenHeart Champion**

"*Heart Smart for Women* es una guía elaborada para todas las mujeres. Las doctoras Jennifer Mieres y Stacey Rosen han creado un programa de Seis P.A.S.O.S. en seis semanas que las ayudará a entender si tienen riesgo de desarrollar una enfermedad cardíaca y las alentará a tomar el control de la salud de su corazón. Este libro es el primer paso para mejorar el diálogo entre las mujeres y sus médicos, con el objetivo de identificar los factores de ricsgo de desarrollar enfermedad cardíaca, reducir los casos de estas enfermedades y, en última instancia, salvar la vida de más mujeres".

— **Martha Gulati, MD**
   Jefa de cardiología, University of Arizona
   Editora jefa, *CardioSmart*
   Autora de *Saving Women's Hearts*

"*Heart Smart for Women* es un libro de lectura obligatoria para todas las mujeres que quieren tener un corazón saludable. La información de dos cardiólogas con experiencia presenta pasos fáciles de seguir que todas podemos adoptar para mejorar nuestra salud cardíaca en seis semanas. El libro incluye una serie de preguntas para sus médicos, ejercicios, listas de alimentos y tamaños de porciones. Sean inteligentes y lean este libro para tener un estado de salud óptimo".

— **Robin Miller, MD, MHS**
   Coautor de *The Smart Woman's Guide to Midlife and Beyond* y
   Healed: Health and Wellness for the 21st Century

"Las enfermedades cardíacas son la principal causa de muerte en las mujeres y muy pocas de ellas lo saben. La enfermedad cardíaca en las mujeres está mal diagnosticada y mal tratada. Todas las mujeres deben leer *Heart Smart for Women*. Les dará las herramientas para entender y reducir el riesgo de desarrollar una enfermedad cardíaca. Todo lo que le haga bien al corazón es bueno para el resto del cuerpo. Las doctoras Jennifer Mieres y Stacey Rosen, reconocidas expertas en la materia, comparten su conocimiento de manera simple y atractiva. Compra uno para ti y uno para una mujer que ames".

— **Holly S. Andersen, MD**
   The Ronald O. Perelman Heart Institute
   The New York Presbyterian Hospital

"Todas las mujeres que deseen vivir una vida larga y saludable deben leer este libro. La información presentada ofrece a las mujeres el conocimiento y el ánimo que necesitan para proteger y preservar la salud del corazón. Las mujeres que sigan los simples pasos que se indican en el libro estarán eternamente agradecidas. ¡Regalen una copia a todas las mujeres que aman!".

— **Susan M. Campbell, MPH**
   Vicepresidenta de Políticas Públicas, WomenHeart

"La prevención de eventos cardíacos es una batalla que peleo hace años. *Heart Smart for Women* contiene una increíble cantidad de información, desde la explicación de las enfermedades cardíacas, hasta exámenes e inclusive relatos de pacientes reales. ¡Y eso es solo la primera mitad! Todo el mundo puede aprender algo de los seis pasos. Se explica cómo manejar y vivir con una enfermedad cardíaca en palabras fáciles y comprensibles. ¡Este libro es maravilloso!".

— **Portia Rindos, RN**

"*Heart Smart for Women* es una guía muy bien redactada y respaldada por una investigación detallada que ayuda a tener un corazón saludable. Promueve un programa único que fomenta la adopción de elecciones saludables de por vida mediante técnicas que pueden utilizar todas las mujeres, sin importar la edad".

— Penny Stern, MD, MPH
Directora, Medicina Preventiva, Northwell Health

"*Heart Smart for Women* es un GPS para las mujeres, que les permite mejorar con la mayor eficacia tanto la salud de su corazón, como la de sus familias y comunidades".

— C. Noel Bairey Merz, MD
Directora, Barbra Streisand Women's Heart Center
Profesora de medicina, Cedars-Sinai Medical Center

"Como mujeres latinas, esposas y madres, somos el 'corazón' de nuestras familias. Es por eso que como 'corazones' debemos permanecer fuertes y sanas. Este libro proporciona una guía sobre cómo hacerlo exactamente".

— Johanna Martinez, MD, MS, profesora asistente de medicina y directora GME de Diversidad y Equidad en la Salud
Donald and Barbara Zucker School of Medicine en Hofstra/Northwell

Un Corazón Saludable
PARA
La Mujer Moderna

(Heart Smart for Women)

Un Corazón Saludable
PARA
La Mujer Moderna

(Heart Smart for Women)

SEIS P.A.S.O.S. EN SEIS SEMANAS PARA MANTENER LA SALUD DEL CORAZÓN

(SIX S.T.E.P.S. IN SIX WEEKS TO HEART-HEALTHY LIVING)

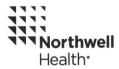

Northwell Health·

Katz Institute for Women's Health

Este libro se ha redactado con fines informativos únicamente y no
pretende reemplazar el asesoramiento de un profesional médico
capacitado. Se recomienda consultar a un médico o profesional de la
salud calificado antes de poner en práctica las recomendaciones aquí
presentadas.

Impreso en los Estados Unidos de América.

Primera edición, 2019
ISBN 978-0-9849005-5-8

Onward Publishing, Inc.
464 Main Street
Port Jefferson, NY 11777
www.onwardpublishing.com

A todas las mujeres fuertes en nuestra vida que nos han acompañado en este recorrido y de quienes seguimos aprendiendo cada día.

Índice

Prólogo

Como mujer, médica e hija de un cardiólogo, reconozco la importancia de la prevención y tratamiento de las enfermedades cardíacas... en especial para las mujeres. Existe una necesidad urgente de mejorar la comunicación de la información crítica, y nadie lo hace mejor que las doctoras Mieres y Rosen et al. Hay muchos buenos libros sobre este tema, pero este en verdad puede salvar su vida.

Considere lo siguiente: Si bien la enfermedad cardíaca es la causa principal de muerte en las mujeres, las estadísticas muestran que solo el 17 % de las mujeres saben que representa el mayor riesgo para su salud. La enfermedad cardíaca en las mujeres está mal diagnosticada y no hay suficiente investigación. Por ello, la perspectiva médica que nos ofrecen las doctoras Mieres y Rosen, importantes cardiólogas con más de 50 años de experiencia combinada en medicina cardiovascular, resulta tan reveladora.

Uno de los motivos por los cuales algunas personas ignoran su propia salud se debe a que exige un cambio que muchas veces puede resultar abrumador. Otro motivo es que simplemente no entendemos cómo funcionan nuestros cuerpos ni dónde debemos comenzar a realizar estos cambios de estilo de vida. *Heart Smart for Women* nos ayuda a transitar los pasos para poner en práctica un plan personal basado en la evidencia y elimina cualquier recelo que podamos tener sobre la forma de empezar a ejecutarlo. Este libro es un recurso integral que desmitifica la ciencia, la biología y las estadísticas acerca de nuestros organismos y traduce su significado a pasos claros y simples que facilitan el cambio de hábitos.

Seamos honestas, el conocimiento es la clave, pero lo más importante es pasar a la acción. Hay soluciones que pueden ayudarnos a alcanzar el nivel de bienestar que todos deseamos. ¡Lo mejor de todo es que este puede ser un viaje estimulante! Deje que este libro sea el cambio decisivo para poner su salud en primer lugar. ¡Encuentre el coraje para seguir los pasos que necesita para mantener un corazón saludable y hacerlo de forma inteligente o, como dice el libro, de forma *Heart Smart*!

Jennifer Ashton, MD, MS, FACOG, Ob-Gyn,
Corresponsal fefa de Women's Health en ABC News

Introducción

Todos hemos escuchado el refrán: "La salud lo es todo". Esta enseñanza de sabiduría eterna suele ignorarse o dejarse de lado por las exigencias de nuestras vidas tan ocupadas. Sin embargo, sin salud, todo lo demás palidece.

La salud no es un derecho adquirido. Es algo por lo que debemos trabajar al tomar control de nuestra vida y ponernos en primer lugar. Sin embargo, las mujeres suelen anteponer las necesidades de sus familias y amigos a las propias. Queremos ayudarlas a romper este círculo y colocarse en la senda correcta para tener un corazón saludable.

Cada una de nosotras cuenta con más de 25 años de experiencia médica en el campo de la cardiología, y compartimos una pasión por educar y empoderar a las mujeres para que adopten un rol activo y efectivo en el cuidado y la defensa de su salud.

Este libro es un llamado a la acción para las mujeres de todo el mundo. Transmite un mensaje positivo: ¡la enfermedad cardíaca se puede prevenir! Más del 90 % de todas las mujeres tiene uno o más factores de riesgo de enfermedad cardíaca, y más de 44 millones de mujeres en los Estados Unidos (cerca de un tercio de la población femenina) sufren de alguna forma de enfermedad cardíaca. Sin embargo, todas tienen la oportunidad de derrotarla y vivir bien. De hecho, según diferentes investigaciones, las mujeres pueden disminuir su riesgo de enfermedad cardíaca en hasta un 80 % con solo hacer algunos cambios saludables en su estilo de vida. Puede ser desde elegir moverse más cada día hasta reducir la cantidad de grasas perjudiciales para la salud en la dieta diaria. Cualquier clase de actividad física diaria, combinada con cambios pequeños pero significativos en sus elecciones diarias de alimentos, puede tener un enorme impacto sobre su salud.

Conciencia. Simples cambios en su estilo de vida. Establecer una verdadera alianza con su médico. Estos son elementos clave de la salud del corazón. No obstante, usualmente solemos pasarlos por alto. Pensamos que estamos demasiado ocupadas, demasiado acostumbradas a nuestros hábitos, demasiado mayores o demasiado jóvenes para formar nuevos hábitos y aprender nuevas estrategias para prevenir, minimizar o revertir la enfermedad cardíaca. Sin embargo, recientes avances de las comunidades científicas y médicas demuestran lo contrario: nunca es demasiado pronto o demasiado tarde para adoptar hábitos saludables para el corazón. Las conductas se vuelven hábitos en solo tres semanas. Entonces, si sigue nuestro programa de Seis P.A.S.O.S. en seis semanas para tener un corazón saludable, las nuevas conductas que ha aprendido se habrán transformado en hábitos al final de esas seis semanas. Y estos hábitos la colocarán en la senda para tener un corazón saludable.

La enfermedad cardíaca es un asesino que no discrimina. Por ello, este libro es para todas las mujeres, de todos los niveles sociales, grupos de edades y orígenes étnicos. La enfermedad cardíaca sigue siendo la principal causa de muerte para las mujeres en los Estados Unidos (el cáncer de pulmón es la segunda causa de muerte). La enfermedad cardíaca se cobra más vidas que el cáncer de mama. De hecho, se cobra más vidas que todas las formas de cáncer combinadas. ¡Pero el hecho sorprendente es que más del 80 % de todas las enfermedades cardíacas se pueden prevenir! Se han dado grandes pasos en materia de prevención, diagnóstico temprano y tratamiento de las enfermedades cardíacas en las mujeres. Pero aún no hay suficiente conciencia sobre estos hechos. El conocimiento se debe traducir en acción, y sin simples cambios en el estilo de vida y sólidas alianzas entre médicos y pacientes, estos pasos no se traducirán en vidas salvadas.

Hemos conocido a muchas mujeres con enfermedades cardíacas o factores de riesgo de enfermedad cardíaca que desean hacer cambios *Heart Smart* pero no saben por dónde empezar. Nuestra misión es desmitificar la ciencia, la biología y las estadísticas en torno a la enfermedad cardíaca y ofrecer pasos concretos y simples para empezar el recorrido.

Heart Smart for Women la ayudará a entender la ciencia detrás de la enfermedad cardíaca. Además, le presenta simples cambios de estilo de vida que puede hacer en su alimentación, en su forma de cocinar y en su actividad física, y le ofrece sugerencias concretas para establecer la alianza más eficaz con su médico. Todo esto la ayudará a hacer desaparecer a este asesino potencial de su vida y mejorar la calidad de su vida diaria.

Queremos que siga disfrutando las comidas que ama, pero hemos destacado simples cambios en los ingredientes de sus recetas y en los tamaños de las porciones que la ayudarán a preparar una versión más sana de esos alimentos. Encontrará distintas formas de mantener el control de lo que come, tanto en su hogar como fuera de casa. Además, aprenderá formas de incorporar la actividad física a su rutina diaria, aun si está convencida de que no tiene un minuto extra en su día súper ocupado.

Sabemos que nuestro programa funciona porque hemos visto la prueba en nuestras pacientes una y otra vez. Le garantizamos que nuestro programa de seis semanas la ayudará a tener un corazón saludable: al moverse más, comer mejor, reducir el estrés y disfrutar más de la vida.

Este libro se inspira en los miles de mujeres increíbles que hemos conocido como pacientes, en charlas a la comunidad y en chequeos médicos en los últimos 25 años. Pretende brindarle las herramientas necesarias para transformar el conocimiento sobre la enfermedad cardíaca en un plan de acción que la pondrá en el camino correcto hacia una vida más sana para el corazón.

Jennifer H. Mieres, MD, FACC, FAHA

Stacey E. Rosen, MD, FACC, FAHA

Información general

Cuanta más información tenga sobre la enfermedad cardíaca y los pasos simples pero fundamentales que puede dar para disminuir su riesgo de desarrollar esta afección, más éxito tendrá en su camino hacia un corazón saludable. Con este objetivo en mente, este libro se separa en dos partes:

La parte uno presenta un análisis integral acerca del funcionamiento del corazón saludable y los factores de riesgo, los signos y síntomas de la enfermedad cardíaca. ¡Esperamos que le resulte esclarecedora! Es posible que quiera volver a repasar la parte uno en distintas oportunidades. Lo importante es que se familiarice con el vocabulario relacionado con las enfermedades cardíacas para que pueda comunicarse con comodidad con su médico y abogar mejor por su propia atención médica.

La parte uno la ayudará a identificar y evaluar sus propios factores de riesgo de desarrollar una enfermedad cardíaca para que comprenda las cuestiones especiales que puede tener que afrontar. Además, ofrece la información contextual necesaria sobre el "por qué" del programa de Seis P.A.S.O.S. en seis semanas para tener un corazón saludable y la forma en que puede aplicarse a su situación de salud especial.

La parte dos aborda el "cómo" y presenta una descripción completa del programa de Seis P.A.S.O.S. en seis semanas para tener un corazón saludable. Aquí, encontrará un mapa semanal para recorrer su camino hacia un corazón saludable. Se incluyen consejos sobre cómo elegir los alimentos adecuados, cómo comer en casa y fuera de ella, cómo elegir un médico que sea el socio adecuado para usted, además de cómo maximizar el sueño y minimizar el estrés.

Nota importante para el lector: Este libro se ha redactado con fines informativos únicamente y no pretende reemplazar el asesoramiento de un profesional médico capacitado. Se recomienda consultar a un médico o profesional de la salud calificado antes de poner en práctica las recomendaciones aquí presentadas.

Parte uno

Las mujeres y la enfermedad cardíaca: Información general

"Pienso que es importante que cada mujer decida estar sana, ser inteligente y ser amable".

– Maya Angelou

presión que desarrolla en un banco y a su agitada vida familiar. Suele estar cansada, a veces presenta palpitaciones cardíacas y siente que no puede respirar.

Chandra es una estudiante de grado de 29 años de origen sudasiático, que tiene una hermosa bebé recién nacida. Chandra tuvo un embarazo fácil y sin complicaciones hasta la semana 24, cuando tuvo un pico de presión arterial.

Theresa es una mujer latina de 35 años que trabaja como asistente del presidente de una pequeña tienda departamental. Theresa tiene antecedentes de niveles altos de azúcar en la sangre y hace poco se le diagnosticó diabetes tipo 2.

Sasha es una mujer negra de 59 años, capacitada como terapeuta física pero que ahora se dedica a cuidar a su madre anciana en el hogar. En el último tiempo, ha presentado varios episodios de indigestión severa y náusea y una sensación abrumadora de frío y sudor en la piel. Está segura de que está incubando una gripe.

Rebecca es una mujer de 42 años de origen portorriqueño que trabaja como enfermera en la unidad coronaria de un importante hospital. Últimamente, ha sentido fatiga extrema, si bien su horario no ha cambiado.

Estas cinco mujeres representan diferentes niveles sociales, grupos de edades y orígenes étnicos. Sin embargo, todas presentan una similitud en un aspecto importante. Todas tienen signos y factores de riesgo de enfermedades cardíacas.

Seguiremos de cerca a dos de estas mujeres y aprenderemos sobre los desafíos que enfrentan y los triunfos que logran en su camino hacia un estilo de vida *Heart Smart*.

Comencemos con la historia de Claudia, que trabaja como vicepresidente en uno de los principales bancos del país. Claudia tiene una vida ocupada y llena de actividades. Desde su promoción a vicepresidente hace cinco años, ha llevado una rutina laboral diaria estresante, con largas horas de trabajo y viajes frecuentes. Además, su vida familiar es bastante activa, ya que ella y su esposo tienen dos hijas adolescentes con sus propias agendas escolares y deportivas ocupadas.

Claudia es muy disciplinada. Entiende la importancia de la actividad física y se cuida de mantener una rutina diaria de ejercicio aeróbico de 30 minutos 5 veces por semana, combinada con dos días de entrenamiento de fuerza con peso liviano. No obstante, Claudia ha notado un cambio en su nivel de energía en los últimos dos meses. Se fatiga después de apenas 15 minutos en la cinta. Le cuesta mucho hacer las tareas habituales los fines de semana. Ha comenzado a hacer pequeños cambios en su rutina para compensar, como estacionar el automóvil cerca de la entrada de la tienda para caminar menos.

Al principio, Claudia asumió que la fatiga era un efecto típico derivado de la premenopausia. Sin embargo, al pasar los meses, el bajo nivel de energía y la fatiga persistieron. Ha observado algo más, algo que definitivamente no es propio de ella. El mes pasado, durante un período especialmente estresante en el trabajo, perdió la calma con un colega quien solo estaba haciendo su trabajo al transmitirle ciertos datos financieros inquietantes. ¡Este colega solo era el mensajero! Claudia estaba confundida por su propia conducta, ya que siempre se había enorgullecido de su capacidad para mantener la calma bajo presión. Además, ha presentado episodios de palpitaciones y una sensación de ansiedad que le causa dolor en la parte superior izquierda de la espalda. Por suerte, Claudia justo debe hacerse el chequeo médico anual.

¿En qué consiste la enfermedad cardíaca?

El término "enfermedades cardíacas" es un término general que hace referencia a una serie de enfermedades del corazón y los vasos sanguíneos, a las que también se conoce como enfermedades cardiovasculares (ECV). El principal culpable de las enfermedades cardíacas es la aterosclerosis, el proceso por el cual se acumula placa compuesta por sustancias que circulan en la sangre, incluidos el calcio, la grasa y el colesterol, en los vasos sanguíneos, y se produce un engrosamiento y estrechamiento de las paredes de los vasos. La acumulación de placa en los vasos sanguíneos que abastecen al corazón puede producir un infarto de miocardio. Si bien la enfermedad cardíaca es el tema central de este libro, nuestro programa está diseñado para prevenir y controlar los riesgos para todas las afecciones causadas por la aterosclerosis, que incluyen el infarto de miocardio y el accidente cerebrovascular. Mencionamos juntos el infarto de miocardio y el accidente cerebrovascular porque los factores de riesgo de las enfermedades cardíacas también aumentan la posibilidad de sufrir un accidente cerebrovascular. Al seguir el programa, no solo mejorará la salud del corazón y los vasos que lo abastecen, sino que beneficiará a los vasos sanguíneos que abastecen al cerebro.

El desafío único de la enfermedad cardíaca

El hecho de que la enfermedad cardíaca sea la causa más probable de muerte de una mujer que todos los tipos de cáncer (de hecho, que todas las otras enfermedades) combinados es un indicador claro de la importancia de saber cómo prevenirla o detenerla. Esto a veces puede ser difícil porque la enfermedad cardíaca puede enmascararse como una indigestión y demorar el diagnóstico temprano. Recuerde:

- La enfermedad cardíaca es difícil de diagnosticar en sus etapas iniciales.

- La enfermedad cardíaca no tiene una manifestación externa que anuncie su presencia y nos haga buscar tratamiento.

- Puede desarrollarse durante años y hasta décadas (¡en muchas mujeres eso implica que puede comenzar a desarrollarse a los veinte años!) antes de presentarse de manera evidente, en general como infarto de miocardio o accidente cerebrovascular.

Pero no es necesario que sea así. Las enfermedades cardíacas se pueden prevenir y tratar. A medida que repasemos juntas los pasos para mantener un corazón saludable, aprenderá cómo preservar la salud de este órgano tan importante.

Conozca los hechos

Aquí presentamos algunas cifras que la ayudarán a entender claramente el nivel de incidencia de la enfermedad cardíaca sobre la salud de las mujeres.

De acuerdo a la American Heart Association:

- **nueve de cada diez** mujeres tienen uno o más factores de riesgo de desarrollar una enfermedad cardíaca;

- **una de cada tres** mujeres morirá de una enfermedad cardíaca; pero

- **una de cada ocho** mujeres tendrá cáncer de mama;

- **una de cada veintiséis** mujeres morirá de cáncer de mama.

Además, como se destaca en el Estudio del Corazón de Framingham, un estudio sobre la salud de los residentes de Framingham, Massachusetts, realizado desde 1948, una mujer diabética tiene de tres a siete veces más probabilidades que un hombre diabético de desarrollar una enfermedad cardíaca.

Estas son estadísticas notables para una enfermedad que históricamente se ha considerado como una "enfermedad de los hombres". Se han organizado numerosas campañas de concientización sobre las mujeres y las enfermedades cardíacas, pero, según encuestas recientes, aún hay una marcada falta de conciencia entre las mujeres de todos los orígenes étnicos. Solo dos tercios de las mujeres blancas saben que la enfermedad cardíaca es la principal causa de muerte y apenas un tercio de las mujeres de raza negra e hispana y un décimo de las mujeres sudasiáticas reconocen la amenaza que las enfermedades cardíacas representan para su salud.

Las causas de las enfermedades cardíacas: hombres frente a mujeres

Como ya mencionamos, las enfermedades cardíacas matan sin discriminar. Esto significa que las *mujeres y los hombres presentan el mismo riesgo de desarrollar una enfermedad cardíaca y sufrir un infarto de miocardio.* De hecho, hasta 2013, murieron más mujeres que hombres por una enfermedad cardíaca cada año. Sin embargo, al hablar de prevención, diagnóstico y tratamiento de las enfermedades cardíacas, hasta hace poco la mayor parte de la investigación y los tratamientos estaba centrada en los hombres. Las comunidades médicas y científicas han subestimado históricamente la prevalencia e importancia de las enfermedades cardíacas en las mujeres. Durante muchos años, esta situación tuvo como resultado que no se estudiara la diferencia entre hombres y mujeres con respecto a la presentación y el desarrollo de las enfermedades cardíacas. De hecho, recién en las últimas dos décadas la comunidad científica y médica ha expandido el alcance de las investigaciones para incluir todos los aspectos de la salud cardíaca de las mujeres, desde los factores de riesgo hasta el diagnóstico y el tratamiento.

Las mujeres y los hombres tienen en común ciertos factores de riesgo. Entre ellos se incluyen: tabaquismo, presión arterial alta (hipertensión), diabetes, estilo de vida sedentario, colesterol elevado y antecedentes familiares de problemas cardíacos. Cuantos más factores de riesgo tenga, ya sea hombre o mujer, mayores probabilidades tendrá de sufrir un infarto de miocardio o un accidente cerebrovascular. Sin embargo, existen características importantes exclusivas de las mujeres que pueden ponerlas en mayor peligro:

- Las mujeres suelen presentar problemas cardíacos de 7 a 10 años más tarde que los hombres, pero cerca de los 65 años ambos sexos desarrollan enfermedades cardíacas en la misma proporción.

- La diabetes es un factor de riesgo mucho más severo en las mujeres que en los hombres. Las mujeres diabéticas presentan de 3 a 7 veces más probabilidades de morir por una enfermedad cardíaca que los hombres diabéticos.

- En comparación con los hombres, las mujeres son más propensas a tener obesidad, tienden a llevar un estilo de vida más sedentario y tienen mayores probabilidades de tener hipertensión y diabetes.

- Ciertas afecciones desempeñan un papel mucho más importante en el desarrollo de enfermedades cardíacas e infartos de miocardio en las mujeres. Entre ellas se incluyen: lupus o artritis reumatoide y otros trastornos inflamatorios o autoinmunes, apnea obstructiva del sueño, enfermedad cardíaca inducida por radiación, estrés, depresión o ansiedad.

- Las mujeres que han tenido complicaciones durante el embarazo, como diabetes gestacional, hipertensión, preeclampsia, eclampsia y parto prematuro tienen mayor riesgo de desarrollar una enfermedad cardíaca entre los 5 y 15 años posteriores al parto.

- Las mujeres con menopausia precoz (es decir, antes de los 40 años) tienen mayor riesgo que otras mujeres debido a una pérdida temprana de estrógeno, que es un cardioprotector.

Los riesgos adicionales para las mujeres de ascendencia negra, latina o sudasiática

Además de los factores de riesgo para las mujeres que ya hemos mencionado, las mujeres de ascendencia negra, latina y sudasiática tienen un riesgo más elevado de desarrollar una enfermedad cardíaca que las mujeres blancas (hasta un 69 % más elevado) debido a su mayor incidencia de presión arterial alta, obesidad, falta de actividad física, diabetes y síndrome metabólico (un grupo de factores de riesgo que incluye mayor cantidad de grasa abdominal, presión arterial alta, altos niveles de colesterol y resistencia a la insulina o intolerancia a la glucosa). Según diferentes estudios, estos factores de riesgo tienen una mayor prevalencia e incidencia en estos grupos étnicos.

¿Qué significa esto para su salud como mujer?

El conocimiento es poder

Ahora conoce las estadísticas y puede ver cómo las enfermedades cardíacas afectan a muchas mujeres. Pero queremos destacar un punto que mencionamos antes. *¡Más del 80 % de las enfermedades cardíacas se pueden prevenir!* Nuestro objetivo es brindarle el conocimiento adicional que necesita para comprender claramente la ciencia detrás de las enfermedades cardíacas y permitirle hacer simples cambios en su estilo de vida para prevenir o detener el desarrollo de esta enfermedad. Puede seguir disfrutando sus comidas tradicionales, pero ahora contará con información para prepararlas de manera más saludable. Algunas de ustedes quizá deban perder algunas libras, pero inclusive para aquellas que no lo necesiten, aprender a controlar el tamaño de las porciones es la clave tanto para controlar el peso como para mantener los niveles adecuados de colesterol y azúcar en la sangre. Además, aprenderá que es posible alcanzar y mantener un peso saludable *sin privarse* o hacer una dieta muy restrictiva. También le sugeriremos cambios simples en sus rutinas diarias para estar más activa. Quedará encantada y sorprendida al descubrir cómo estos cambios fáciles la ayudan a lograr las importantes mejoras que necesita para mantenerse sana.

Un objetivo del programa de Seis P.A.S.O.S. en seis semanas es que comparta lo que aprenda con sus familiares y amigos, y así los ayude a mejorar su salud y en última instancia, a romper el ciclo de la enfermedad cardíaca. La *prevención* es clave y más del 80 % de las enfermedades cardíacas se pueden prevenir con la *identificación temprana* de los síntomas, el *diagnóstico* preciso y el *tratamiento*. Además, *hacer cambios simples en el estilo de vida* tiene un enorme efecto en la reducción del riesgo.

Algunas de nosotras comenzamos a desarrollar enfermedades cardíacas a los 20 años, y a partir de allí avanza de manera silenciosa, bloqueando lentamente las arterias con acumulación de placa. Como sabemos, la enfermedad cardíaca no solo es diferente entre ambos sexos sino entre mujeres de diferentes orígenes étnicos.

Ahora dé vuelta la página; a medida que lee, descubrirá que estar y mantenerse sana puede ser más fácil y más divertido de lo que imaginaba. Experimente en carne propia cómo al seguir nuestro programa durante las próximas seis semanas puede iniciar un camino que la ayudará a mantenerse sana toda la vida. Le prometemos que se sentirá mejor, se verá mejor y tendrá más energía mientras revierte el camino de la enfermedad cardíaca.

Como cardiólogas, tenemos más de 50 años de experiencia combinada en medicina cardiovascular y hemos tratado a mujeres de todas las razas, orígenes étnicos y edades. Nuestro programa funciona, y tenemos miles de historias de éxito para probarlo. Antes de comenzar el programa de Seis P.A.S.O.S. en seis semanas, es importante que entienda más acerca de su corazón y cómo funciona.

El corazón saludable frente al corazón enfermo

A lo largo de la historia de la humanidad, el latido del corazón humano ha significado vida. El corazón no solo es el símbolo del amor, sino que en todas las épocas también se lo ha considerado el órgano más cercano al alma. Nuestros ancestros creían lo que nosotros hoy sabemos a ciencia cierta: el corazón es el órgano más importante del cuerpo.

Ahora nos gustaría explicar cómo funciona el corazón, qué sucede cuando no funciona y qué afecciones favorecen el desarrollo de una enfermedad cardíaca. Este conocimiento la ayudará a poner en práctica lo que aprenderá acerca de mantener la salud de este órgano al leer el libro.

Si bien presentamos alguna información técnica, le pedimos que sea paciente. Es importante que conozca la estructura y el funcionamiento del corazón junto con las causas de los problemas. Use este capítulo como recurso y consúltelo de forma periódica, ya que lo que quizás no comprenda ahora *tendrá* sentido más adelante a medida que acumula más conocimiento y vocabulario sobre el corazón. Ahora, ¡aprendamos anatomía!

El corazón saludable:
una bomba muy eficiente

Esta primera lección de anatomía no solo muestra la estructura del corazón sino los motivos por los que un corazón saludable funciona de la forma en que lo hace. Una vez que entienda cómo se ve el corazón físico por dentro y por fuera, podrá visualizar cómo este órgano tan trabajador hace su trabajo de bombear sangre vital a todo el cuerpo. Además, podrá visualizar lo que le sucede realmente a este increíble músculo cuando algo no está bien.

El corazón saludable es una bomba simple y eficiente del tamaño de un puño. Está alojado en el centro del pecho y late aproximadamente 72 veces por minuto, o sea, unas 100,000 veces por día. El trabajo principal del corazón es bombear sangre rica en nutrientes a todos los órganos vitales a través de un gran conjunto de tubos llamados arterias. A lo largo de una vida promedio (alrededor de 81 años para las mujeres), el corazón latirá más de tres mil millones de veces sin descanso. Así es cómo lo hace.

Anatomía del corazón

Dos lados, cuatro cavidades
y cuatro válvulas

El corazón está dividido en dos lados que están separados por una pared llamada tabique. Cada lado tiene una cavidad superior e inferior, separadas por estructuras llamadas válvulas. Las válvulas funcionan como puertas que se abren siempre para el mismo lado para que la sangre fluya hacia la cavidad siguiente pero que se cierran para impedir que la sangre fluya en sentido contrario. (Son las válvulas las que, al abrirse y cerrarse, producen el típico sonido del corazón, "tuc, tuc". Hablaremos sobre esto más adelante).

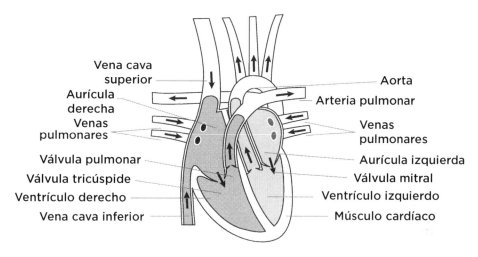

Vena cava superior
Aurícula derecha
Venas pulmonares
Válvula pulmonar
Válvula tricúspide
Ventrículo derecho
Vena cava inferior

Aorta
Arteria pulmonar
Venas pulmonares
Aurícula izquierda
Válvula mitral
Ventrículo izquierdo
Músculo cardíaco

La anatomía del corazón.

El lado derecho del corazón (el lado izquierdo de la ilustración) bombea sangre *a* los pulmones, donde obtiene oxígeno.

El lado izquierdo del corazón (el lado derecho de la ilustración) *recibe* la sangre rica en oxígeno y la bombea por todo el cuerpo.

Las aurículas son las dos cavidades superiores. Recogen la sangre que fluye *hacia* el corazón.

Los ventrículos son las dos cavidades inferiores. Bombean la sangre *hacia afuera* del corazón.

La válvula tricúspide separa la aurícula derecha del ventrículo derecho.

La válvula pulmonar separa el ventrículo derecho de la arteria pulmonar, que conduce la sangre *hasta* los pulmones.

La válvula mitral separa la aurícula izquierda del ventrículo izquierdo.

La válvula aórtica separa el ventrículo derecho de la aorta, que bombea sangre a *todo* el cuerpo.

Arterias y venas

Las arterias y las venas son los principales vasos sanguíneos que llevan la sangre hacia y desde el corazón y la transportan por todo el cuerpo.

La arteria pulmonar transporta la sangre hasta los pulmones para que se llene de oxígeno.

La aorta es la principal arteria del organismo y transporta sangre rica en oxígeno a todo el cuerpo.

Las venas pulmonares llevan sangre rica en oxígeno desde los pulmones hasta el corazón.

Las venas cavas superior e inferior son las dos venas de mayor tamaño, que recogen la sangre del cuerpo y la llevan de regreso al corazón.

Las arterias coronarias llevan sangre rica en oxígeno desde la aorta hasta el corazón mismo, el cual necesita su propio suministro de sangre para funcionar.

Cómo funciona el corazón

Para darle una idea más clara de cómo funciona exactamente esta bomba milagrosa, sigamos a la sangre en su recorrido a través del sistema circulatorio.

Inicio del recorrido por el lado derecho...

La sangre ingresa al corazón en busca de oxígeno a través de las *venas cavas superior e inferior* y llena la *aurícula derecha*.

Luego, la aurícula derecha se contrae para abrir la *válvula tricúspide* y permitir que esta sangre pase al *ventrículo derecho*.

Cuando el ventrículo derecho está lleno, se cierra la válvula tricúspide y el ventrículo se contrae para abrir la *válvula pulmonar,* de forma tal que la sangre pueda desplazarse a través de las *arterias pulmonares* derecha e izquierda y llegar a cada pulmón en busca de oxígeno.

Regreso por el lado izquierdo...

Luego, esta sangre oxigenada regresa al corazón a través de las *venas pulmonares* izquierda y derecha, y llena la *aurícula izquierda.* La aurícula izquierda se contrae para abrir la *válvula mitral* y permitir que la sangre pase al *ventrículo izquierdo.*

Cuando el ventrículo izquierdo está lleno, se cierra la válvula mitral y el ventrículo se contrae para abrir la *válvula aórtica* y permitir que la sangre rica en oxígeno llegue a la *aorta* y se distribuya por todo el cuerpo. Sin embargo, apenas más allá de la válvula aórtica se encuentran las *arterias coronarias izquierda y derecha* que desviarán una parte de esta sangre rica en oxígeno para nutrir al propio corazón.

El sonido de los latidos del corazón

Como mencionamos, el sonido "tuc, tuc" que su médico escucha con el estetoscopio se produce cuando se abren y cierran las válvulas cardíacas. Sucede así:

El primer "tuc" se produce al cerrarse las válvulas mitral y tricúspide cuando los ventrículos se contraen para bombear sangre desde el corazón hacia afuera. El segundo "tuc" se produce al cerrarse las válvulas aórtica y pulmonar cuando los ventrículos se relajan para llenarse de sangre desde las aurículas.

Los soplos cardíacos son sonidos adicionales entre el primer y el segundo "tuc" que se escuchan con un estetoscopio. Algunos pueden estar relacionados con el flujo normal de la sangre y suelen llamarse soplos inocentes o benignos. No obstante, otros pueden representar una serie de anomalías cardíacas. Si el cardiólogo detecta un soplo cardíaco, le dirá si es recomendable que se realice una evaluación adicional.

El sistema eléctrico del corazón

Además de las cavidades del corazón, las válvulas y los vasos sanguíneos, el corazón contiene un sistema eléctrico sofisticado que produce la "chispa" que impulsa el bombeo del corazón. El corazón contiene un marcapasos interno y circuitos eléctricos que le permiten funcionar de manera uniforme durante toda la vida.

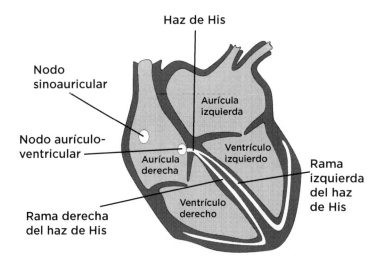

Una pulsación normal comienza cuando el nodo sinoauricular produce una señal eléctrica. Esta señal viaja primero a través de ambas aurículas y luego por ambos ventrículos mediante un canal especializado que une las aurículas con los ventrículos.

Cuidado de este increíble órgano

Este órgano maravilloso está diseñado para trabajar duro por mucho tiempo, pero para que pueda hacer su trabajo, es necesario cuidarlo como corresponde. Si alguno de los componentes mecánicos se daña o los vasos sanguíneos se obstruyen, el corazón no puede funcionar como debería. Veamos qué sucede cuando se presentan problemas.

El corazón enfermo: ¿Qué está sucediendo?

Enfermedad cardíaca es un término general que se utiliza para describir una serie de enfermedades que afectan al corazón y los vasos sanguíneos. Puede estar relacionada con el corazón mismo (infarto de miocardio, insuficiencia cardíaca, trastorno eléctrico); con el cerebro (accidente cerebrovascular) o con los vasos sanguíneos o los sistemas circulatorios que abastecen a otros órganos críticos (como los riñones o las extremidades).

Afecciones relacionadas con el corazón

El *infarto de miocardio* es el tipo más común de problema cardíaco y se produce cuando las arterias coronarias (los vasos sanguíneos que recorren la superficie del corazón y lo abastecen de sangre) se bloquean de tal forma que privan al músculo cardíaco de la sangre que necesita para funcionar. Si el corazón recibe un abastecimiento limitado de sangre por mucho tiempo, el músculo cardíaco no se recuperará y se formará una cicatriz en una parte del ventrículo izquierdo. Esto suele relacionarse con la arteriopatía coronaria (CAD), que se produce debido a obstrucciones en las arterias coronarias que pueden limitar el flujo de sangre.

Isquemia es el término médico que describe un abastecimiento insuficiente de sangre al cuerpo para nutrir los diferentes órganos. En el caso de la enfermedad cardíaca isquémica, el abastecimiento inadecuado de sangre al músculo cardíaco suele producir síntomas como la falta de aliento, los mareos, dolor o presión en el pecho (llamada angina), dolor en el brazo izquierdo o en el hombro izquierdo, en la mandíbula o en la garganta, la acidez y la sensación de fatiga general. Estos síntomas pueden empeorar con cualquier tipo de esfuerzo (actividad física, subir escaleras, tareas domésticas, etc.) o en momentos de tensión emocional. Sin embargo, a veces esta falta de abastecimiento adecuado de sangre no presenta estos síntomas, es decir, puede ser "silenciosa". Se dice que la isquemia silente se produce cuando se descubre evidencia de daño cardíaco en ausencia de los síntomas descritos anteriormente.

El término *enfermedad cardíaca isquémica* es bastante nuevo y suele usarse para describir todas las clases de enfermedades cardíacas coronarias (CHD).

La *arteriopatía coronaria* se produce cuando hay acumulación de plaquetas dentro de las arterias coronarias principales o menores. Esto puede producir una reducción en el abastecimiento de sangre, que podría ocasionar un infarto de miocardio. Esta afección se llama *aterosclerosis*, conocida comúnmente como endurecimiento de las arterias. El músculo cardíaco necesita oxígeno para funcionar, y las arterias coronarias son los conductos que la sangre utiliza para transportar ese oxígeno al corazón, como las tuberías que transportan el agua en su hogar. Es importante que permanezcan abiertas.

Recientemente, los científicos han descubierto que se pueden producir infartos de miocardio sin que haya aterosclerosis. Otras anomalías de los vasos sanguíneos también pueden causar un infarto de miocardio. Entre ellas, podemos mencionar espasmos de los vasos sanguíneos o *disfunción microvascular*, un término nuevo que describe a los vasos sanguíneos que no se dilatan de forma normal ante situaciones de esfuerzo o ejercicio físico, lo que puede producir un flujo insuficiente de sangre al corazón. Estas anomalías pueden producir los mismos tipos de síntomas y pueden dañar el músculo cardíaco sin que haya obstrucciones de las arterias.

La *disección espontánea de la arteria coronaria*, también conocida como DEAC, es una afección de emergencia que ocurre cuando se produce una lesión en la pared de una arteria coronaria. Como se ralentiza o se bloquea por completo el flujo de sangre, esto puede causar un infarto de miocardio, anomalías en el ritmo cardíaco o la muerte súbita. Aún no se conocen a ciencia cierta las causas de la DEAC. Sin embargo, se la considera una afección rara, que afecta con más frecuencia a mujeres que a hombres. Suele presentarse en mujeres de 30 a 50 años que no tienen antecedentes o factores de riesgo de enfermedad cardíaca. La DEAC puede presentarse durante el embarazo o en las primeras semanas después del parto.

Como la DEAC produce isquemia, sus síntomas coinciden con los de otras enfermedades cardíacas isquémicas.

La *miocardiopatía de Takotsubo,* también conocida como el "síndrome del corazón roto" o miocardiopatía por estrés, es una afección temporaria que se presenta como resultado de un debilitamiento agudo del ventrículo izquierdo, en general debido a una situación de estrés emocional o físico grave. Se desconoce la causa exacta, pero según la opinión de los expertos, el aumento repentino de las hormonas de estrés "aturde" al corazón y dispara cambios en las células del músculo cardíaco o los vasos sanguíneos coronarios (o ambos) que impiden el bombeo adecuado de sangre en el ventrículo izquierdo. La miocardiopatía de Takotsubo afecta mayormente a las mujeres y se presenta de la misma forma que un infarto de miocardio clásico. Los síntomas incluyen dolor en el pecho y falta de aliento luego de una situación de estrés físico o emocional severo, y no suelen distinguirse de los de un infarto de miocardio. La buena noticia es que, una vez diagnosticado y tratado, suele ser reversible y es muy raro que vuelva a producirse.

La *arritmia* describe un ritmo cardíaco anormal, o latidos demasiado lentos, rápidos o irregulares. Los latidos irregulares afectarán la eficacia de funcionamiento del corazón y el adecuado bombeo de sangre al cuerpo.

Si la arritmia es breve, se presenta como un latido perdido y en general no es motivo de preocupación. Sin embargo, una arritmia grave puede generar palpitaciones de importancia y larga duración, mareos, desmayos y hasta la muerte.

Insuficiencia cardíaca es un término erróneo, ya que el corazón no es insuficiente. Debemos considerar esta afección más como un daño que impide al corazón bombear sangre a todo el cuerpo con eficacia. Esta incapacidad genera una acumulación de líquido en los pulmones y otros tejidos, con síntomas que incluyen fatiga, falta de aliento, pérdida del apetito, náuseas e inflamación en pies y tobillos. La falla o insuficiencia cardíaca es más frecuente en mujeres mayores de 60 años y suele estar relacionada con un problema subyacente como un infarto de miocardio, presión arterial alta, diabetes o problemas en las válvulas cardíacas. Cada año, más de un millón de mujeres en los EE. UU. presentarán insuficiencia cardíaca. También existe una forma de insuficiencia cardíaca que pueden presentar las mujeres jóvenes durante el embarazo o apenas después de este, llamada *miocardiopatía periparto*.

Sabemos que existe una forma de insuficiencia cardíaca en la que el corazón bombea de forma eficaz, pero tiene menor capacidad para relajarse y permitir el flujo de sangre hacia los ventrículos. Esto se conoce como *insuficiencia cardíaca con fracción de eyección preservada (ICFEP)*. La ICFEP es más común en las mujeres que en los hombres y es difícil de diagnosticar y tratar. Entre el 61 % y el 76 % de los pacientes con ICFEP son mujeres. Las investigaciones actuales se centran en descubrir nuevas formas de diagnosticar y tratar esta forma de insuficiencia cardíaca. La insuficiencia cardíaca no isquémica es más común en las mujeres que en los hombres. Esto tiene sentido porque la diabetes, la hipertensión y la obesidad son más frecuentes en las mujeres y además representan factores de riesgo más importantes en las mujeres que en los hombres.

La *valvulopatía* se produce por una anomalía de cualquiera de las cuatro válvulas cardíacas que separan las cámaras del corazón; una (o más) de las válvulas no se abre lo suficiente para permitir el libre flujo de sangre (estenosis) o no se cierra completamente para evitar el reflujo de sangre (regurgitación). La estenosis o regurgitación se pueden presentar en cualquiera de las cuatro válvulas, pero ambas son más comunes en el lado izquierdo del corazón, donde se encuentran la válvula mitral y la aórtica. Ciertas formas de valvulopatía se relacionan con la edad avanzada del paciente, pero otras pueden deberse a infecciones u otros trastornos.

Afecciones relacionadas con el cerebro

El *accidente cerebrovascular* representa para el cerebro lo que un infarto de miocardio representa para el corazón. Suele producirse por el mismo motivo: la obstrucción o interrupción del flujo sanguíneo. Al privar a una parte del cerebro de sangre rica en nutrientes, pueden producirse daños irreversibles. Por ello, al igual que con los síntomas de un infarto de miocardio, es importante que las víctimas de un accidente cerebrovascular reciban un tratamiento inmediato. Entre los síntomas del accidente cerebrovascular se incluyen dificultades para hablar, parálisis facial y debilidad en los brazos o piernas.

Afecciones relacionadas con el sistema circulatorio

La *trombosis venosa profunda* es una afección grave que genera coágulos de sangre en las venas, en general, en la pierna. Estos coágulos pueden desplazarse, viajar a través del torrente sanguíneo a una arteria pulmonar y bloquear el flujo de sangre, lo que produce una afección llamada *embolia pulmonar* (ver información a continuación).

La *embolia pulmonar* es un bloqueo súbito en una arteria que se dirige hacia el pulmón, causado por un coágulo de sangre que se formó en otra parte del cuerpo. Este coágulo de sangre puede causar un daño permanente al pulmón e impedir que otros órganos reciban la sangre oxigenada que necesitan para funcionar. Una embolia pulmonar puede causar insuficiencia cardíaca y hasta la muerte, ya sea producto de un coágulo de gran tamaño o varios coágulos pequeños.

La *enfermedad cardíaca hipertensiva* se refiere al daño cardíaco producido por la presión arterial alta (hipertensión). Puede producir una arteriopatía coronaria, insuficiencia cardíaca y engrosamiento del músculo cardíaco.

La *hipertensión* es una enfermedad peligrosa porque no presenta síntomas, pero puede producir un infarto de miocardio, un accidente cerebrovascular o insuficiencia renal. La hipertensión se puede tratar y controlar con revisiones médicas regulares y medicación. La hipertensión afecta mayormente a las mujeres luego de la menopausia.

La *arteriopatía periférica (AP)* es una enfermedad de las arterias alejadas del corazón. La AP se produce por aterosclerosis (la formación de depósitos grasos en los vasos sanguíneos), que evita el flujo suficiente de sangre hacia los riñones, brazos, piernas y pies. Produce, entre otras cosas, desde calambres en las piernas, al caminar o en posición de descanso, hasta daños permanentes a estas partes del cuerpo si la irrigación sanguínea está severamente restringida. Si la AP afecta a los riñones, puede producirse enfermedad renal crónica o insuficiencia renal. Las personas con AP también tienen un alto riesgo de sufrir un accidente cerebrovascular o infarto de miocardio.

Factores de riesgo importantes para la enfermedad cardíaca

La enfermedad cardíaca isquémica (CI) es la forma más común de enfermedad cardíaca. Comienza con daño al revestimiento interior y a las capas internas de las arterias coronarias. Se ha demostrado que los siguientes factores de riesgo aumentan la probabilidad de sufrir un daño en estas arterias. Hemos separado estos factores de riesgo en tres categorías: factores de riesgo no modificables, factores de riesgo modificables (incluidos aquellos que pueden tratarse para disminuir el riesgo) y factores de riesgo modificables que son más importantes o exclusivos de las mujeres.

Factores de riesgo no modificables:

- Factores hereditarios (incluidos antecedentes familiares, raza y origen étnico)

- Edad

- Sexo

Factores de riesgo modificables:

- Tabaquismo, incluida la exposición al humo de segunda mano

- Presión arterial alta (hipertensión)

- Nivel de glucosa anormal (diabetes o prediabetes)

- Colesterol elevado (hiperlipidemia)

- Estilo de vida sedentario

- Sobrepeso u obesidad

Factores de riesgo modificables que son más importantes o exclusivos de las mujeres:

- Hipertensión relacionada con el embarazo (eclampsia o preeclampsia) o alteraciones de la glucosa (diabetes gestacional)

- Enfermedad autoinmune como lupus o artritis reumatoide

- Depresión, ansiedad u otros factores de riesgo psicosociales

Otros factores que contribuyen:

- Estrés

- Falta de sueño

- Abuso de bebidas alcohólicas

- Dieta y nutrición inadecuada

De forma sorprendente, los daños al revestimiento interno de las arterias pueden comenzar a producirse en los primeros años de la adultez y provocar la acumulación de placa en las arterias coronarias, que continuará durante toda la edad adulta. Con el tiempo, esta placa puede aumentar lentamente para estrechar u obstruir la arteria por completo, lo que causa el dolor o molestia en el pecho que llamamos angina. En el caso de una placa no obstructiva, se puede producir una ruptura aguda que cause un infarto de miocardio. Esto se llama *placa vulnerable*. Incluso si no se rompe, esta placa endurecida se acumula dentro de las arterias coronarias y produce un estrechamiento, lo cual disminuye la irrigación de sangre rica en oxígeno al músculo cardíaco.

Ahora que comprende las características más importantes del corazón y la forma en que la enfermedad afecta su funcionamiento, centremos nuestra atención en la forma de prevenir y controlar de la mejor manera estos factores de riesgo para que pueda vivir libre de enfermedades cardíacas coronarias. A medida que avance en la lectura, encontrará las herramientas que necesita para identificar su riesgo personal de desarrollar una enfermedad cardíaca coronaria, minimizar el impacto que esos factores de riesgo pueden tener en su vida e iniciar el recorrido hacia una vida saludable para el corazón.

Evalúe su riesgo de desarrollar una enfermedad cardíaca

Si bien la enfermedad cardíaca es una afección muy grave, *en gran medida se puede prevenir y tratar*. Cada día, tiene la oportunidad de hacer elecciones que la protegerán de la posibilidad de desarrollar una enfermedad cardíaca. Distintas mujeres de todos los niveles sociales han aprendido cómo hacer cambios saludables y permanentes en su vida para evitar la enfermedad cardíaca o reducir sus efectos.

Rebecca

En el capítulo 1, le presentamos a Rebecca, una mujer latina de 42 años. Queremos compartir más sobre la historia de Rebecca y su camino hacia una vida con un corazón saludable.

Rebecca trabajó durante 20 años como enfermera en el departamento de cardiología de un importante hospital. Pero un día se encontró en la sala de espera del centro de diagnóstico por imágenes de ese hospital, no como enfermera sino como paciente, esperando para someterse a una prueba de esfuerzo. Mientras esperaba a que la llamaran, reflexionó acerca de la serie de acontecimientos que la habían conducido a esa situación.

Todo comenzó el mes anterior, cuando empezó a sentirse fatigada y a presentar dificultades para recuperar el aliento al subir las escaleras o caminar rápido mientras hacía las compras. En los tres últimos años había atravesado un estresante proceso de divorcio, luego de descubrir que su marido la engañaba. Ahora que el divorcio había concluido, finalmente se sentía optimista ante el futuro. Pero Rebecca no sabía cómo bajar el ritmo y tomarse las cosas con calma. Solía trabajar 4 turnos de 10 horas cada semana, y gran parte de ese tiempo permanecía de pie. Asimismo, tenía una vida doméstica ocupada, con dos hijos adolescentes: un hijo en la secundaria y una hija en la universidad comunitaria. Además, cuidaba de su madre, quien dependía cada vez más de su atención. Rebecca solía tener problemas para dormir bien.

Irónicamente, su trabajo como enfermera era cuidar a mujeres y hombres que estaban recuperándose de infartos de miocardio. Sin embargo, ni por un momento se le ocurrió pensar que sus propios síntomas de fatiga y falta de aliento eran signos de advertencia de enfermedad cardíaca. Consideraba que, al no sentir dolor en el pecho y ya que aún podía hacer su trabajo, era imposible que sus síntomas indicaran una enfermedad cardíaca.

En la sala de espera, mientras aguardaba con nervios a que la llamasen para la prueba de esfuerzo, tomó para distraerse un folleto que describía los síntomas de enfermedad cardíaca en las mujeres y cómo se diferenciaban de los síntomas típicos de los hombres. Lo que leyó le dio escalofríos. Se dio cuenta de que ella, una profesional del cuidado de la salud, ni siquiera sabía que los signos de advertencia de la enfermedad cardíaca en las mujeres podían ser diferentes a los de los hombres.

Rebecca pensó acerca de su agotamiento constante y recordó aquellas ocasiones en las que sintió un leve dolor en la zona superior de la espalda, en general al subir las escaleras, que ignoró o atribuyó a una serie de excusas: aumento de peso, falta de ejercicio físico regular, el estrés relacionado con su divorcio y su situación de madre soltera y única proveedora del cuidado de sus hijos y su madre.

Pero a medida que seguía leyendo, empezó a reconocer que tenía muchos de los factores de riesgo de enfermedad cardíaca, entre ellos:

- Menopausia temprana (a los 40 años)

- Tratamiento por hipertensión leve

- Aumento de peso lento pero constante hasta llegar casi a la obesidad (15 libras, mayormente alojadas alrededor de la cintura, de 39 pulgadas de circunferencia)

- Índice de masa corporal (IMC) elevado: 29

Además, Rebecca recordó que los análisis de laboratorio que se había realizado en su visita anual al internista seis meses atrás habían revelado que era prediabética y tenía riesgo de diabetes. Además, tenía la presión arterial alta. En ese momento, su médico le había recetado medicamentos para la hipertensión y le había asegurado que si realizaba ciertos cambios en la dieta y disminuía la circunferencia de la cintura estaría en buena forma. Acordaron repasar estos puntos en su próxima cita.

Rebecca tenía los signos clásicos, pero no había establecido la relación entre ellos. Tampoco lo había hecho su médico en un principio. Y aquí estaba, esperando para hacerse una prueba de esfuerzo debido a la insistencia de un colega preocupado.

La semana anterior, luego de un turno de 10 horas, Rebecca había sentido dolor en la parte superior izquierda de la espalda. Sentía cansancio extremo y falta de aliento. Su colega notó que se sentaba y descansaba antes de ir a casa y la convenció de que hablara con el cardiólogo de guardia esa noche. El cardiólogo sabiamente sugirió que se sometiese a una evaluación para descubrir por qué se sentía así.

Mientras esperaba en la sala de espera, sabiendo lo que sabía, Rebecca estaba preocupada. Cruzaba los dedos esperando estar bien.

La llamada de advertencia de Rebecca llegó justo a tiempo. La prueba de esfuerzo reveló que no tenía una enfermedad cardíaca isquémica importante. Los síntomas se producían a causa de una hipertensión mal controlada. De hecho, su presión arterial al finalizar la prueba de esfuerzo era notablemente alta: 210/110. Se dio cuenta de que durante el tiempo que había estado tomando la medicación para la hipertensión recetada por el médico, nunca había realizado una consulta de seguimiento para asegurarse de que estaba haciendo efecto y que la dosis era correcta.

En su consulta de seguimiento unos días más tarde, su cardiólogo personalizó el mismo programa de Seis P.A.S.O.S. en seis semanas que encontrará en la parte dos de este libro. El progreso de Rebecca fue impresionante. Para su próxima visita al cardiólogo, había perdido siete libras y reducido una pulgada la circunferencia de la cintura, su presión arterial se encontraba en el rango normal de 118/78, estaba durmiendo mejor y tenía más energía.

Las aleccionadoras estadísticas

A continuación, se presenta un resumen de algunas de las importantes estadísticas presentadas en el Capítulo 1:

- Entre 1984 y 2012, la enfermedad cardiovascular (incluida la enfermedad cardíaca y el accidente cerebrovascular) causó la muerte de más mujeres que hombres. Desde ese momento, las tasas son básicamente las mismas.

- Cada día, muere una mujer cada 80 segundos por enfermedad cardiovascular.

- La enfermedad cardiovascular causa una de cada tres muertes de mujeres cada año.

- El 90 % de las mujeres tienen uno o más factores de riesgo de desarrollar una enfermedad cardiovascular.

- Menos mujeres que hombres sobreviven al primer infarto de miocardio.

- Ciertos factores de riesgo de enfermedad cardíaca son más fuertes para las mujeres de ascendencia negra, latina y sudasiática.

La buena noticia

A partir de información proporcionada por el movimiento Go Red for Women, de la American Heart Association (AHA), sabemos lo siguiente:

- El 80 % de las enfermedades cardíacas pueden prevenirse con cambios en el estilo de vida y en la educación.

- Las mujeres que participan en programas para el cuidado de la salud del corazón realmente obtienen los beneficios prometidos al adoptar hábitos más saludables.

- Durante los últimos 10 años, la tasa de mortalidad por enfermedad cardíaca para las mujeres ha disminuido más de un 30 %, lo que se traduce en 670,000 vidas femeninas salvadas.

Estas alentadoras estadísticas son el resultado directo de una mayor comprensión por parte de la comunidad médica acerca de la forma en que la enfermedad cardíaca se presenta en las mujeres, además de los cambios a conductas más saludables que ellas han realizado. Estos cambios incluyen, entre otros: pérdida de peso, aumento de la actividad física, adopción de hábitos de alimentación saludables, control del colesterol, la glucemia y la presión arterial y trabajo en equipo con el médico para aprender cómo comenzar un plan para cuidar la salud del corazón. Involucrarse de forma activa en el cuidado de su salud la ayudará a sentirse mejor y vivir más.

Tómelo como algo personal: evalúe sus factores de riesgo

Cuando se trata de los factores de riesgo de enfermedad cardíaca, la ciencia es clara: cuanto más rápido identifique y aborde sus factores de riesgo, menos probabilidades tendrá de sufrir una enfermedad cardíaca y más sana estará. Esperamos que tome la siguiente información muy en serio.

Si bien las mujeres suelen tener los mismos factores de riesgo de enfermedad cardíaca que los hombres, hay ciertos factores de riesgo que solo afectan a las mujeres, como cuestiones relacionadas con el embarazo y la menopausia; o bien las afectan de forma diferente, por ejemplo, la diabetes, que presenta mayor riesgo de enfermedad cardíaca para las mujeres que para los hombres. El factor común para ambos sexos es que nuestro riesgo de sufrir una enfermedad cardíaca o un infarto de miocardio aumenta con la cantidad y la gravedad de los factores de riesgo que tiene cada persona. Además, los factores de riesgo suelen tener un efecto de bola de nieve y se agravan entre ellos. Esto significa que tener un factor de riesgo duplica sus probabilidades de desarrollar una enfermedad cardíaca, dos factores las cuadriplican y tres o más factores aumentan el riesgo más de diez veces. Una complicación de este efecto de bola de nieve es que algunos factores de riesgo son peores que otros. Por ejemplo, el tabaquismo y la diabetes representan un riesgo mucho mayor de sufrir una enfermedad cardíaca o un infarto de miocardio que otros factores de riesgo.

Es importante recordar lo siguiente:

- Más del 75 % de las mujeres entre 40 y 60 años (la edad en que sobreviene la menopausia) tienen uno o más factores de riesgo de enfermedad cardíaca. Durante estos años, es sumamente importante que establezca una alianza con su médico. Identificar sus factores de riesgo y adoptar un estilo de vida más saludable puede ser de gran ayuda para disminuir su riesgo de enfermedad cardíaca.

- Las mujeres también tienen mayor riesgo que los hombres de sufrir una enfermedad cardíaca o un accidente cerebrovascular, en especial si son de ascendencia negra, latina o sudasiática.

Pero es posible mejorar en gran medida estas probabilidades con simples cambios en su estilo de vida. Por ejemplo, hacer actividad física moderada de manera frecuente puede disminuir considerablemente su probabilidad de desarrollar una enfermedad cardíaca, ya que influye de manera positiva en varios factores de riesgo, como por ejemplo, disminuir la presión arterial, mejorar el perfil de colesterol y alcanzar un peso saludable.

Identifique, aborde y modifique sus factores de riesgo

El objetivo de este libro es ofrecerle las herramientas que le permitan identificar, abordar y modificar sus factores de riesgo de enfermedad cardíaca. Como profesionales médicas, somos plenamente conscientes de que algunos de los principales factores de riesgo son los más difíciles de abordar. Dejar de fumar, perder peso, manejar el estrés y hacer más actividad física pueden parecer objetivos abrumadores al principio. Pero le ofreceremos sugerencias, consejos y recomendaciones para iniciar el recorrido hacia una vida más *Heart Smart*. ¡No se trata de "todo o nada"! Cada pequeño cambio que realice puede marcar una diferencia y tener un gran impacto en la salud de su corazón.

Si no cuenta con un médico de atención primaria que comprenda las cuestiones relacionadas con la salud del corazón femenino, encontrará sugerencias en la semana 4 del programa de Seis P.A.S.O.S. en seis semanas sobre cómo elegir el médico adecuado. Si ya se está tratando con un médico o está tomando medicación para otros factores de riesgo, siga las indicaciones del médico respecto a las elecciones de estilo de vida y tome la medicación exactamente como se le ha indicado. No dude en preguntar si hay algo que no entiende. Si es diabética, controle a conciencia sus niveles de azúcar en la sangre y mantenga los valores dentro del rango normal. Cada día, tomamos gran cantidad de pequeñas decisiones que nos brindan la oportunidad de mejorar la salud del corazón y disminuir nuestras probabilidades de sufrir un infarto de miocardio.

Elabore un
Inventario de salud personal

Como primer paso en su camino para cuidar la salud del corazón, necesitará un inventario preciso sobre su estado de salud general. Mantener este inventario representará una de las mayores ventajas en su lucha para mantener un corazón saludable. Al igual que un médico o una enfermera toman notas en la historia clínica durante las consultas, usted debe hacer lo mismo. Este es el comienzo de su diario, lo que nosotras llamamos su *Inventario de salud personal*. Llevar un registro de todos los detalles acerca de su estado de salud personal en un documento será muy revelador. Esta información la ayudará a realizar un seguimiento de los temas que desea conversar con su médico y servirá como base para permitirle a usted y a su médico personalizar un plan de salud general. Además, será una forma de tener toda la información sobre su salud al alcance de la mano, incluidos sus antecedentes médicos familiares, sus propios antecedentes médicos (todos los procedimientos quirúrgicos o médicos, internaciones, cuestiones relacionadas con el embarazo, etc.), alergias, medicamentos o suplementos que está tomando y su dosis (junto con cualquier reacción o efecto secundario que haya tenido con otros medicamentos anteriores), sus números de seguro médico, las indicaciones de su médico y su plan de tratamiento.

Puede darle la forma que prefiera a su diario. Será un registro en constante evolución y es importante mantenerlo actualizado. Algunas personas prefieren usar un cuaderno elegante mientras que otras prefieren usar una tableta electrónica o un teléfono inteligente, un simple anotador o inclusive una carpeta con tres argollas. Lo que importa es que le resulte útil. Si opta por llevar un diario digital, asegúrese de proteger adecuadamente todos los datos y optimizar la configuración de privacidad.

Mantener un *Inventario de salud personal* es fácil una vez que empieza. Más adelante, le daremos más detalles sobre la forma de abordar esta tarea. **Pero como primer paso, su *Inventario de salud personal* debe incluir una lista de todos sus factores de riesgo, empezando por los siguientes:**

Factores de riesgo que no puede cambiar (no modificables)

Sus antecedentes familiares e información genética

El factor de riesgo más importante que no podemos cambiar son los antecedentes familiares. Todos somos producto de la composición genética familiar, que tiene un gran efecto sobre nuestro riesgo de enfermedad cardíaca. Piense en los miembros de su familia, evalúe su salud y haga una lista de cualquier problema médico que tengan. Comience por su familia directa. Por ejemplo, ¿su padre o algún hermano, vivo o muerto, han tenido un infarto de miocardio, un accidente cerebrovascular o una enfermedad cardíaca a los 55 años o antes?, ¿su madre o una hermana han tenido alguna de estas afecciones a los 65 años o a una edad más temprana?

Si es así, anote su parentesco con ellos y describa de la forma más detallada posible la naturaleza de la afección cardíaca.

Tener padres o hermanos con una enfermedad cardíaca temprana aumenta también su riesgo. Su *Inventario de salud personal* le mostrará si su herencia genética representa un factor de riesgo para su salud. Conversar en detalle con su médico acerca de sus antecedentes familiares de enfermedad cardíaca es un excelente primer paso para identificar de forma temprana sus factores de riesgo, realizar un adecuado examen de detección e iniciar el tratamiento.

Si bien los antecedentes familiares de enfermedad cardíaca aumentan su riesgo de manera considerable, conocerlos puede representar una gran diferencia para su propia salud. Una vez que tenga conciencia del riesgo, contará con la información para hacer los cambios que necesita.

Es útil anotar en su *Inventario de salud personal* otras afecciones médicas importantes de su familia directa.

Raza y origen étnico

Las últimas dos décadas de investigación médica y científica nos han demostrado la importancia de estudiar la enfermedad cardíaca teniendo en cuenta el sexo, la raza y el origen étnico de los pacientes. Al igual que aprendimos que la enfermedad cardíaca afecta de manera diferente a hombres y mujeres, también hemos aprendido que las mujeres de ascendencia negra, latina y sudasiática pueden tener factores de riesgo diferentes a las mujeres de raza blanca. Las mujeres negras e hispanas suelen tener un mayor riesgo debido a la prevalencia y fuerza de ciertos riesgos como la presión arterial alta, diabetes, falta de actividad física y problemas para mantener un peso saludable. Las mujeres de ascendencia sudasiática tienen más tendencia a presentar perfiles anormales de colesterol, triglicéridos y prediabetes, lo que aumenta la probabilidad de tener una enfermedad cardíaca.

El simple conocimiento de estos riesgos adicionales y la influencia de su perfil hereditario le darán una ventaja para protegerse de posibles problemas de salud o tratar afecciones que ya padece.

Nuestro objetivo es educar a las mujeres de todos los niveles sociales para que puedan disminuir sus probabilidades de sufrir una enfermedad cardíaca y se informen acerca de los problemas de salud adicionales que algunas llevamos en nuestros genes. Ciertos factores genéticos pueden aumentar el riesgo para las mujeres de un grupo racial o étnico determinado, pero, con respecto a los factores ambientales, las condiciones se igualan, si sabe qué hacer. La clave es la prevención, y el programa de Seis P.A.S.O.S. en seis semanas está diseñado para lograr este objetivo.

Anote su raza y ascendencia étnica en su *Inventario de salud personal* para conversar con su médico acerca de los posibles riesgos adicionales o precauciones necesarias que deba adoptar en su camino hacia el cuidado de la salud del corazón debido a estos factores.

Edad

El riesgo de presentar enfermedad cardíaca aumenta con la edad. Además, las mujeres posmenopáusicas tienen mayor riesgo que las mujeres premenopáusicas. **Por ello, tome nota de su edad actual en su *Inventario de salud personal* y la edad en la que se produjo la menopausia, si corresponde.**

Factores de riesgo que puede modificar (modificables)

Diabetes (nivel alto de azúcar en la sangre) y prediabetes

La diabetes es una enfermedad en la que el nivel de azúcar en la sangre es demasiado elevado. Esto se debe a que el cuerpo no produce la suficiente insulina (generalmente conocida como diabetes tipo 1) o produce insulina, pero no la procesa de forma adecuada (generalmente conocida como diabetes tipo 2). La insulina es una hormona que ayuda a transportar el azúcar en la sangre a las células, donde se usa para obtener energía. Con el tiempo, un alto nivel de azúcar en la sangre es peligroso ya que contribuye a aumentar la acumulación de placa en las arterias. La diabetes y la prediabetes representan un mayor riesgo de enfermedad cardíaca para las mujeres que para los hombres, y la diabetes puede casi duplicar el riesgo de una mujer de desarrollar una enfermedad cardíaca. La prediabetes es una afección en la que el nivel de azúcar en la sangre es más elevado de lo normal pero no tan alto como en la diabetes. Sin embargo, la prediabetes también la pone en riesgo de desarrollar diabetes y una enfermedad cardíaca.

Antes de la menopausia, el estrógeno ofrece a las mujeres cierta protección contra las enfermedades cardíacas, pero las mujeres diabéticas pierden los efectos protectores del estrógeno. La diabetes es uno de los principales factores de riesgo de enfermedad cardíaca porque el cuerpo necesita ayuda para controlar el azúcar en la sangre a través de la dieta, la medicación, la insulina o una combinación de las tres. La diabetes no controlada es un factor de riesgo especialmente preocupante para las mujeres, pero es aún más peligroso para aquellas mujeres que tienen otros factores de riesgo simultáneos, como colesterol elevado, hipertensión u obesidad.

Si tiene diabetes, prediabetes o resistencia a la insulina, registre este hecho en su *Inventario de salud personal.*

Si tiene diabetes, es muy importante que se haga análisis de sangre de forma regular, que elija los alimentos de manera inteligente, que mantenga un peso ideal y que haga actividad física con regularidad. Si está tomando medicamentos o se administra insulina, siga las indicaciones del médico. Las personas que aprenden a controlar su diabetes pueden vivir una vida larga, saludable y activa.

El análisis de sangre para diagnosticar la diabetes y la prediabetes es la prueba de hemoglobina A1c (HbA1c). Esta prueba brinda a los médicos clínicos una imagen precisa de los niveles promedio de azúcar en la sangre de una persona en un período de semanas o meses.

HbA1c normal:	inferior al 5.7 %
Prediabetes:	de 5.7 a 6.4 %
Diabetes:	6.5 % o superior confirmado con dos análisis separados

La comunidad médica ha recomendado recientemente utilizar esta prueba como la principal prueba de diagnóstico de todas las formas de diabetes, en lugar del análisis de azúcar en la sangre en ayunas utilizado anteriormente.

Hipertensión (presión arterial alta)

La presión arterial es la medida de la fuerza que ejerce la sangre sobre las paredes arteriales. Esta presión se registra con dos números. El número más alto es la presión sistólica, que representa la presión en las arterias cuando el corazón bombea sangre. El número más bajo es la presión diastólica, que representa la presión en las arterias cuando se relaja el músculo cardíaco (es decir, entre latidos). El siguiente cuadro refleja las categorías establecidas por la American Heart Association en relación con la hipertensión.

Categoría de la presión arterial	Presión arterial sistólica (mmHg)		Presión arterial diastólica (mmHg)
Normal	Inferior a 120	y	Por debajo de 80
Alta	Entre 120 y 129	y	Por debajo de 80
Presión arterial alta Hipertensión de etapa 1	Entre 130 y 139	o	Entre 80 y 89
Presión arterial alta Hipertensión de etapa 2	140 o más	o	90 o más
Crisis hipertensiva (Consulte a su médico de inmediato)	Superior a 180	y/o	Superior a 120

Cuando una persona tiene presión arterial alta, el músculo cardíaco trabaja con más esfuerzo de lo que debería, lo que puede provocar aterosclerosis. La presión arterial alta no presenta síntomas, por lo que es posible que no sepa que tiene la presión alta si no ha visitado a su médico recientemente. Por este motivo, es muy importante que controle su presión arterial de forma periódica. De acuerdo con la American Heart Association, una de cada cuatro mujeres tiene presión arterial alta y el 60 % de ellas no lo sabe. Es por esto que se denomina a la presión alta el asesino silencioso.

Es muy importante que piense en sus familiares, ya que, por lo general, la presión arterial alta es hereditaria. **Procure registrar quiénes en su familia tienen presión arterial alta en su *Inventario de salud personal*.** Además, la presión arterial alta suele afectar a las mujeres con sobrepeso o que consumen grandes cantidades de sal en su dieta. **Si le han diagnosticado presión arterial alta, incluso si se trata de hipertensión gestacional (que suele resolverse después del parto), también debe registrarlo.**

La tasa de presión arterial alta en mujeres de más de 20 años de edad es del 46 % en mujeres afroamericanas y del 30 % en mujeres caucásicas y de origen latinoamericano. Las mujeres de más de 50 años tienen el doble de riesgo de padecer hipertensión que los hombres. Cabe aclarar que es posible controlar la hipertensión con medicamentos o mediante la reducción de ingesta de sal, el control del peso y la práctica de ejercicio con regularidad.

Lípidos (colesterol LDL y HDL, y triglicéridos)

El efecto del colesterol en la salud ha sido motivo de polémica durante el último tiempo. Si bien explicar los aspectos básicos del colesterol puede resultar confuso, intentaremos simplificarlos a continuación. El colesterol es una sustancia blanda y grasosa que se encuentra en las células del cuerpo y circula en el torrente sanguíneo. Cuando los niveles de colesterol en la sangre son altos, este interactúa con otras sustancias y forma placas que se adhieren al recubrimiento interno de las arterias, lo que causa aterosclerosis.

El colesterol viaja en el torrente sanguíneo en forma de paquetes pequeños denominados lipoproteínas. Los dos tipos principales de lipoproteínas son el colesterol de *lipoproteínas de baja densidad (LDL)* y el colesterol de *lipoproteínas de alta densidad (HDL)*. Se suele llamar al colesterol LDL "colesterol malo", debido a que este transporta el colesterol a los tejidos, entre los que se incluyen las arterias cardíacas, mientras que el colesterol HDL recibe el nombre de "colesterol bueno", ya que ayuda a eliminar el colesterol de las arterias cardíacas.

Para medir los niveles de colesterol, se realiza un análisis de sangre denominado perfil de lípidos. Este análisis proporciona información sobre el nivel total de colesterol, colesterol LDL, colesterol HDL y triglicéridos, otro tipo de grasas que se encuentran en la sangre del que hablaremos más adelante.

Los niveles de colesterol se miden en miligramos (mg) de colesterol por decilitro (dl) de sangre. En general, se dice que el perfil de lípidos arroja resultados anormales cuando el colesterol total supera los 200 mg/dl y, de estos, más de 100 mg/dl corresponden al colesterol LDL o menos de 50 mg/dl corresponden al colesterol HDL.

Además del colesterol, los *triglicéridos* son otro de los tipos de grasa corporal más comunes. Los niveles altos de triglicéridos suponen un riesgo importante para las mujeres. Hoy en día, podemos determinar el riesgo de una mujer de desarrollar enfermedades cardíacas coronarias con mayor precisión a partir de los niveles de colesterol HDL y triglicéridos que a partir de los niveles de colesterol total o LDL. Los niveles de triglicéridos de 150 mg/dl o más se consideran altos. Recientemente, la American Heart Association y el American College of Cardiology desarrollaron un enfoque más personalizado para determinar el riesgo de desarrollar enfermedades cardíacas denominado el Estimador de riesgo de ASCVD (enfermedad cardiovascular aterosclerótica). Las mujeres que no han padecido infartos ni accidentes cerebrovasculares pueden utilizar esta herramienta para determinar su nivel de riesgo. Este estimador se sirve de información como el origen étnico, el género, la edad, los niveles de colesterol y la presión arterial para determinar el riesgo de desarrollar una enfermedad cardíaca. Para utilizar el estimador de ASCVD, visite el sitio web del American College of Cardiology www.tools.acc.org.

Si usted o un familiar directo tienen niveles altos de colesterol o triglicéridos, procure registrarlos en su *Inventario de salud personal.*

Cabe aclarar que hacer ejercicio con regularidad y llevar una dieta baja en azúcares y grasas saturadas ayuda a reducir los niveles de colesterol. También se ha comprobado que los medicamentos para reducir el colesterol, denominados estatinas, también reducen la incidencia de enfermedades cardíacas e infartos en las mujeres.

Sobrepeso y obesidad

Las personas con sobrepeso tienen mayores probabilidades de tener presión arterial alta y niveles altos de colesterol o de padecer diabetes. Una mujer con sobrepeso u obesidad tiene tres veces más probabilidades de desarrollar una enfermedad cardíaca que una mujer con peso normal de acuerdo a su altura. Hoy en día, el sobrepeso es un problema muy común entre las mujeres, así como los problemas de salud que ocasiona. **Si se encuentra dentro de la categoría de mujeres con sobrepeso u obesidad, registre esta información en su** *Inventario de salud personal.*

Uno de los aspectos que hacen que perder peso resulte muy útil es que, en muchos casos, perder solo cinco u ocho libras puede ayudar a controlar la presión arterial y mejorar los niveles de lípidos y de azúcar en la sangre, por lo que contribuye a la disminución del riesgo de desarrollar enfermedades cardíacas o sufrir un infarto. Se recomienda perder peso de forma paulatina y constante en lugar de adoptar las denominadas dietas "yo-yo" o de "pérdida de peso en ciclos", que hacen que una pierda peso y lo recupere en seguida en ciclos repetidos. Un estudio reciente sobre mujeres posmenopáusicas sugiere que las mujeres que aumentan y bajan de peso de forma drástica tienen mayor riesgo de desarrollar enfermedades cardíacas.

Es de suma importancia que las mujeres comprendan que no solo se trata de cuánto peso de más tienen, sino *dónde* lo tienen. Las mujeres cuya grasa está distribuida principalmente alrededor de la cintura, cuyo tipo de cuerpo se denomina "cuerpo en forma de manzana", tienen un riesgo mayor de desarrollar enfermedades cardíacas. Las mujeres cuya grasa está distribuida en las caderas y los muslos, cuyo tipo de cuerpo se denomina "cuerpo en forma de pera", tienen un riesgo menor que las anteriores.

Para conocer en detalle cómo el exceso de peso influye en su nivel de riesgo, debe conocer su índice de masa corporal (IMC) y medidas de cintura. El IMC consta de la medición de la grasa corporal en función del peso y la altura. Si su

IMC es mayor de 24.9 y sus medidas de cintura superan las 35 pulgadas, tiene un riesgo considerablemente mayor. Si la división de su medida de cintura por su medida de cadera da como resultado 0.9 o más, también tiene un riesgo mayor. Para determinar su IMC, visite el sitio web del National Heart and Lung Institute: www.nhlbi.nih.gov.

Síndrome metabólico

El término *síndrome metabólico* se refiere a un grupo de factores de riesgo que tienden a manifestarse en conjunto. Entre estos, se incluyen niveles bajos de HDL, niveles altos de triglicéridos, presión arterial alta, niveles de azúcar en la sangre anormales y obesidad abdominal. Se diagnostica síndrome metabólico a las personas que reúnen al menos tres de estos factores de riesgo.

Tabaquismo y tabaquismo pasivo

Fumar no solo aumenta el riesgo de sufrir un infarto o desarrollar una enfermedad cardíaca, sino que es la principal causa evitable de enfermedades cardíacas. A continuación, le proporcionamos algo de información en caso de que necesite convencerse de dejar de fumar: las mujeres fumadoras tienen seis veces más probabilidades de desarrollar una enfermedad de las arterias coronarias que las que no fuman. Fumar tiene un efecto negativo en los niveles de colesterol, ya que se ha demostrado que promueve que las plaquetas de la sangre se adhieran a las paredes de las arterias coronarias, lo que aumenta las probabilidades de sufrir un infarto. Además, fumar contribuye a la disfunción microvascular, que hace que los vasos sanguíneos tengan un comportamiento fuera de lo normal y puede producir una angina de pecho o un infarto (consulte el Capítulo 2 para obtener más información).

Fumar solo unos pocos cigarrillos al día puede *duplicar* el riesgo de desarrollar una enfermedad de las arterias coronarias en comparación con las personas no fumadoras, sin tener en cuenta las posibilidades de desarrollar cáncer de pulmón, EPOC, degeneración macular y otras afecciones de salud como diabetes y presión arterial alta, que pueden tener más complicaciones en el caso de las personas fumadoras. La buena noticia es que, al dejar de fumar, el riesgo comienza a disminuir de inmediato, y con el tiempo desaparece.

Los fumadores pasivos también tienen un riesgo más alto de desarrollar enfermedades cardíacas. Por este motivo, es importante que pida a sus amigos y familiares que salgan de la habitación si desean fumar, para que usted se mantenga saludable.

Si fuma o vive en un hogar donde fumar está aceptado, regístrelo en su *Inventario de salud personal* y, junto con su familia o compañeros de hogar, desarrolle un plan para vivir en un entorno libre de humo.

Durante el último tiempo, muchas personas han intentado dejar de fumar cigarrillos, para lo que recurrieron a los cigarrillos electrónicos. Sin embargo, estudios clínicos sobre el efecto de los cigarrillos electrónicos sugieren que los efectos tóxicos de la nicotina que tienen los cigarrillos tradicionales también están presentes en los cigarrillos electrónicos. En la actualidad, no se recomienda el uso de cigarrillos electrónicos como ayuda para dejar de fumar.

Sencillamente, no hay otra forma de decirlo: fumar mata. En el mercado, existen muchos medicamentos y ayudas nuevos para dejar de fumar, que pueden obtenerse con receta médica o sin ella, y que pueden ayudarla a abandonar este hábito. Programe una consulta con su médico y analice la mejor forma de dejar de fumar. También puede obtener ayuda y asesoramiento de personal capacitado en la línea para dejar de fumar del National Cancer Institute (1-877-44U-QUIT). Alternativamente, puede comunicarse con el hospital o sistema de salud local, ya que muchas de estas instituciones cuentan con programas para dejar de fumar dirigidos a los miembros de la comunidad a la que pertenecen. Si toma en cuenta el precio actual de los cigarrillos, dejar de fumar contribuirá, además, a su economía. Por todo esto, deje de fumar hoy mismo y comience a ahorrar para las vacaciones, para comprarse algo especial o para ver ese espectáculo al que quiere ir desde hace algún tiempo. ¡Qué mejor manera de celebrar su nuevo estilo de vida saludable!

Falta de actividad física

No es necesario que se inscriba en un gimnasio, pero, si quiere tener un corazón saludable, es importante que adopte un estilo de vida activo. Realizar cambios tan pequeños como caminar 30 minutos todos los días (o 10 minutos tres veces al día), subir por la escalera en lugar de tomar el ascensor o aparcar el coche en el sector más alejado del centro de compras contribuyen a que su vida sea más activa. Le damos un solo y simple consejo: todos debemos "elegir movernos" más. Llevar un estilo de vida sedentario contribuye a una mayor incidencia de presión arterial alta, colesterol elevado y obesidad.

Quizás ha oído hablar de la *cardioprotección relacionada con el ejercicio*. Este término se refiere al hecho de que la actividad física contribuye a la disminución de muchos de los factores de riesgo descritos anteriormente. Las mujeres activas tienen una incidencia de enfermedades cardíacas mucho menor. **Si no se mueve tanto como debería, agregue este factor de riego a su *Inventario de salud personal*.** Y recuerde, cualquiera sea el ejercicio que haga, siempre es bueno. Esto incluye limpiar el hogar, pasear al perro, corretear con los niños o nietos, bailar, andar en bicicleta, etc. Todo lo que necesita para tener un corazón saludable y estar más en forma son entre 30 y 45 minutos de actividad física tres veces a la semana.

Llevar un dispositivo portátil de registro de actividad física puede resultarle útil para contar los pasos que da o recordarle que debe caminar un poco si ha estado sentado durante más de una hora. Obtenga más información sobre estos dispositivos en la sección Semana 2 de nuestro programa de seis P.A.S.O.S. en seis semanas.

Estrés

El estrés es algo con lo que todos debemos aprender a convivir. Sin embargo, el estrés excesivo tiene un efecto negativo en la salud del corazón. La forma en que reaccionamos ante el estrés varía de persona a persona, pero a todos nos puede resultar beneficioso buscar formas creativas de alivianar el estrés de la vida diaria. A todos nos pasa, un día sentimos que la vida es pura tranquilidad y al día siguiente sentimos el peso del mundo sobre los hombros. Y todos tenemos amigos que parecen manejar el estrés de la mejor forma posible, mientras que otros sencillamente no lo consiguen.

También hay diferentes tipos de estrés. Aquellas situaciones sobre las cuales no tenemos control pueden causar estragos en nuestra vida diaria cuando menos lo esperamos. A veces, en cambio, nosotros mismos somos responsables del estrés que sentimos.

Considere el ejemplo a continuación: Si usted es el tipo de persona que deja todo para último momento, es posible que cumplir con fechas pactadas o llegar a horario a un lugar le genere ansiedad. Si se siente identificada, puede implementar pequeños cambios relacionados con el manejo del tiempo para llevar un estilo de vida más saludable. También están aquellos que se estresan y se sienten culpables por tomarse un tiempo para relajarse. Pero no contar con esos momentos de tranquilidad también tiene un efecto negativo en la salud. **Por eso, si se siente estresada por cualquier motivo, procure registrarlo en su *Inventario de salud personal*, junto con las razones por las que se siente así.**

Aprender a controlar el estrés es importante para la salud en general, no solo para la salud del corazón. Analice su rutina diaria, incluidas sus relaciones personales, familiares o laborales, y procure disminuir los factores de estrés.

Sueño

Es un hecho que no dormir lo suficiente puede ocasionar problemas cardíacos. Sin las suficientes horas de sueño, el cuerpo no puede funcionar como debería. Nuestro ritmo circadiano (un ciclo de aproximadamente 24 horas) le avisa a nuestro cuerpo cuándo dormir, cuándo levantarse y cuándo comer. Si no tiene hábitos regulares de sueño o no duerme lo suficiente, las funciones corporales no estarán balanceadas. Permanecer despierta durante mucho tiempo va en contra de la tendencia natural del cuerpo de descansar, lo que puede ser dañino para la salud.

El sueño insuficiente o interrumpido de forma crónica puede afectar todas las funciones corporales, desde la capacidad de razonamiento crítico hasta la salud mental y el impulso sexual. La falta de sueño puede aumentar el riesgo de muerte por cualquier causa. Si toma medicamentos para controlar problemas de salud importantes como la presión arterial alta, es posible que la eficacia de dichos medicamentos disminuya si tiene malos hábitos de sueño.

En resumen, su cuerpo necesita descansar para recargarse, para mantener el sistema inmunológico en su máximo nivel de desempeño y para mantener el ciclo normal del ritmo circadiano. Todos necesitamos dormir lo suficiente para asegurarnos de estar saludables, tomar decisiones acertadas y lidiar de la mejor manera con el estrés y los desafíos de la vida diaria.

Como mínimo, necesitamos siete horas de sueño cada noche. ¡No podemos "compensar" las horas de sueño durante los fines de semana! **Si no puede dormir lo suficiente, regístrelo en su *Inventario de salud personal*; puede ser un factor importante si desarrolla problemas de salud, comienza a olvidarse de las cosas o simplemente no se siente bien.**

Descansar lo suficiente es una de las cosas más importantes que puede hacer por su salud y bienestar. Una persona descansada es una persona alerta, con la energía necesaria para hacer ejercicio, buen aspecto y mejor preparada para repeler una enfermedad.

Factores de riesgo con mayor incidencia en las mujeres o exclusivos de ellas

Enfermedades autoinmunes

Investigaciones recientes demostraron que, en las mujeres, la presencia de enfermedades autoinmunes como el lupus o la artritis reumatoide está ligada a un mayor riesgo de desarrollar aterosclerosis, que, como explicamos en el Capítulo 2, es la acumulación de placa y grasa en las arterias. La acumulación de placa en las arterias coronarias puede ocasionar bloqueos del flujo sanguíneo en el corazón que, a su vez, puede provocar un infarto. Las enfermedades autoinmunes son considerablemente más comunes en mujeres que en hombres. Si padece una enfermedad autoinmune como lupus o artritis reumatoide y tiene otros factores de riesgo cardíaco, tiene un mayor riesgo de desarrollar enfermedades cardíacas desde más joven. Estas afecciones autoinmunes inhiben, además, la protección natural de estrógeno en mujeres premenopáusicas.

El sistema inmunológico del cuerpo humano funciona como una compleja red de células y órganos especiales diseñada para defender el cuerpo contra los gérmenes y otros invasores extraños. En esencia, el sistema inmunológico tiene la capacidad única de identificar los tejidos propios y distinguirlos de invasores extraños como bacterias y virus. Sin embargo, en ocasiones, se desarrolla una falla que obstaculiza la capacidad del organismo para hacer estas distinciones, y el cuerpo comienza a producir anticuerpos que atacan las células normales por error. Las células especiales denominadas células T reguladoras, cuya función es mantener el sistema inmunológico a raya, también fallan, y el resultado final es un ataque injustificado al cuerpo.

Qué partes del cuerpo se ven afectadas depende de cuál de los 80 tipos conocidos de enfermedades autoinmunes padezca. Si bien no existe una cura para estas enfermedades autoinmunes, las opciones de tratamiento mejoran constantemente. Además de seguir un tratamiento con medicamentos, está comprobado que llevar una dieta saludable, hacer actividad física y dormir lo suficiente tienen efectos positivos en la salud y los síntomas de estas enfermedades. **Las enfermedades autoinmunes pueden ser hereditarias, por lo que es importante que incluya información sobre los miembros de su familia que padezcan alguna de estas enfermedades en su *Inventario de salud personal*.**

Artritis reumatoide

La artritis reumatoide, también conocida como AR, es el tipo de enfermedad autoinmune más común, y es aún más común en las mujeres. Suele manifestarse a una edad más temprana en las mujeres que en los hombres, y estas no suelen responder al tratamiento tanto como los hombres. Esta enfermedad ataca el recubrimiento de las articulaciones en todo el cuerpo y provoca dolor, rigidez, inflamación y deformidad.

Lupus eritematoso sistémico

El lupus eritematoso sistémico, también conocido como LES o lupus, es el tipo más común de lupus y una enfermedad que ataca los tejidos conectivos. Si bien afecta principalmente a las mujeres, también pueden contraerla los hombres. El lupus puede producir dolor e inflamación en las articulaciones, así como problemas cardíacos, renales, dérmicos, pulmonares y en otros órganos. Esta enfermedad es impredecible en su forma de manifestarse; las mujeres que contraen lupus padecen brotes temporarios seguidos de un período de remisión.

Entre los síntomas de lupus, se encuentran los siguientes:

- Sarpullido "mariposa" en la nariz y las mejillas

- Sarpullidos en otras partes del cuerpo

- Dolor e inflamación en las articulaciones y dolor muscular
- Caída del cabello
- Dolores de cabeza y fatiga

Síndrome de Sjögren

El síndrome de Sjögren es un trastorno del sistema inmunológico que afecta las glándulas responsables de la humectación. El síntoma más común de este trastorno es la sequedad en los ojos y la boca. El síndrome de Sjögren suele manifestarse en aquellas personas que padecen otros trastornos del sistema inmunológico, como artritis reumatoide o lupus. Las mujeres suelen padecer este trastorno con mayor frecuencia que los hombres, y prevalece aún más entre las mujeres mayores de 40 años. Entre los síntomas, se incluyen los siguientes:

- Sequedad, sensación de ardor o picazón en los ojos, la nariz y la boca (con incremento de caries dental)
- Sequedad vaginal
- Llagas o grietas en la lengua y sequedad y descamación de los labios
- Sequedad o sensación de ardor en la garganta
- Dificultad para hablar, masticar y tragar
- Sequedad de la piel y sarpullidos
- Dolor, rigidez e inflamación de las articulaciones
- Fatiga

Síndrome antifosfolípido

En organismos afectados por el síndrome antifosfolípido, el sistema inmunológico ataca las proteínas presentes en la sangre por error, de modo que se producen coágulos en las arterias o venas de los riñones, los pulmones o el cerebro. Esto puede ocasionar trombosis venosa profunda, accidentes cerebrovasculares, infartos o embolias pulmonares según la ubicación del coágulo. En general, esta afección es la explicación clínica a casos de abortos espontáneos repetidos. Si bien no hay cura para esta afección, los medicamentos pueden reducir el riesgo de formación de coágulos sanguíneos.

Factores de riesgo relacionados con el embarazo

Las mujeres que experimentan ciertas complicaciones relacionadas con el embarazo tienen un riesgo mayor de desarrollar enfermedades cardíacas. Entre estos factores de riesgo, se incluyen los siguientes:

- **Diabetes gestacional**: se considera que las mujeres embarazadas que manifiestan niveles altos de azúcar en la sangre durante el embarazo padecen diabetes gestacional. En general, la diabetes gestacional se resuelve después del parto. Sin embargo, las mujeres que padecieron diabetes gestacional tienen un riesgo considerablemente mayor de desarrollar diabetes dentro de los 5 a 10 años posteriores al parto.

- **Hipertensión gestacional**: esta afección implica una presión arterial alta que se desarrolla después de la semana 20 de embarazo y se resuelve tras el parto.

- **Preeclampsia**: se trata de una afección grave que se desarrolla durante el embarazo y se caracteriza por presión arterial alta y, en ocasiones, presencia de niveles altos de proteínas en la orina. Suele desarrollarse después de la semana 20 de embarazo, pero en algunos casos se diagnostica después del parto. La preeclampsia puede ocasionar complicaciones si no se la trata en el momento oportuno. Las mujeres con diabetes u obesidad diagnosticadas antes del embarazo tienen un riego mayor de desarrollar preeclampsia. Si bien los síntomas suelen desaparecer después del parto, las mujeres que han experimentado preeclampsia durante el embarazo tienen un riesgo mayor de desarrollar presión arterial alta más adelante. Las mujeres que padecen preeclampsia durante el embarazo tienen el doble de riesgo de desarrollar enfermedades cardíacas, el cual aumenta cuanto más severa es la preeclampsia.

- **Eclampsia:** la eclampsia es una complicación poco común pero muy grave de la preeclampsia que consiste en convulsiones que derivan en períodos de trastorno de la actividad cerebral y puede causar episodios de ausencia o mirada fija, disminución del estado de alerta y sacudidas violentas (convulsiones). La eclampsia afecta a alrededor de 1 de cada 200 mujeres que padecen de preeclampsia.

La diabetes gestacional, hipertensión gestacional, preeclampsia y eclampsia aumentan de por vida el riesgo de desarrollar enfermedades cardíacas, como enfermedades coronarias, ataques cardíacos y disfunciones cardíacas. Es importante que notifique a su médico si ha padecido alguna de estas afecciones para que pueda evaluar con precisión su riesgo cardíaco.

Conozca su puntaje: su evaluación personal de factores de riesgo

Todos los estudios recientes confirman que las enfermedades cardíacas se pueden evitar y controlar mediante lo siguiente:

- conciencia, conocimiento y capacidad de realizar los cambios necesarios en el estilo de vida para prevenir y controlar los factores de riesgo que contribuyen al desarrollo de enfermedades cardíacas o eliminan ciertos problemas que ya han causado un infarto;

- trabajo en conjunto con el médico para desarrollar planes personalizados de identificación y modificación de los factores de riesgo;

- cumplimiento de todas las recomendaciones médicas, por ejemplo, tomar de forma periódica la medicación indicada.

Las preguntas a continuación la ayudarán a evaluar su riesgo personal de desarrollar enfermedades cardíacas.

Su evaluación personal de factores de riesgo

Los factores de riesgo de desarrollo de enfermedades cardíacas que se detallan a continuación están entre los que no se pueden controlar, y se los conoce como *riesgos no modificables*.

Encierre con un círculo la respuesta "Sí" o "No".

1. Origen étnico y género

Soy de origen afroamericano, latinoamericano   Sí   No
o sudasiático.

2. Edad

Tengo 55 años o más.   Sí   No

3. Antecedentes menstruales

Me encuentro en estado posmenopáusico o   Sí   No
tengo menopausia inducida por cirugía.

Atravesé la menopausia antes de los 40 años.   Sí   No

4. Antecedentes familiares y genéticos

Tengo o tenía un pariente de sexo masculino   Sí   No
que padeció una enfermedad cardíaca antes
de los 55 años de edad.

Tengo o tenía un pariente de sexo femenino   Sí   No
que padeció una enfermedad cardíaca antes
de los 65 años de edad.

Los factores de riesgo que se detallan a continuación están entre los factores que se pueden controlar, y se los conoce como *riesgos modificables*.

5. Complicaciones durante el embarazo

Durante uno o más embarazos, se me diagnosticó   Sí   No
diabetes gestacional (niveles altos de azúcar en la sangre),
preeclampsia, eclampsia o presión arterial alta.

6. Presión arterial

Actualmente estoy bajo tratamiento   Sí   No
por presión arterial alta o esta fue de
130/80 mm Hg o más en dos o más oportunidades

7. Diabetes

Tengo diabetes o se me ha informado que   Sí   No
tengo los niveles de azúcar en la sangre elevados.

8. Colesterol

Mi nivel de colesterol es de   _____.

Mi nivel de HDL (lipoproteína de alta densidad)   Sí   No
es inferior a 50 mg/dl.

Mi nivel de LDL (lipoproteína de baja densidad)   Sí   No
es superior a 100 mg/dl.

Mi nivel de triglicéridos es superior a 150 mg/dl. Sí   No

9. IMC

Tengo un IMC (índice de masa corporal) de 25   Sí No
o más.

10. Circunferencia de la cintura

Mi cintura mide más de 35 pulgadas.   Sí No

11. Tabaquismo

Fumo   Sí No

Convivo o trabajo con fumadores   Sí No
que fuman en mi presencia.

12. Actividad física

Realizo menos de 30 minutos de actividad   Sí No
física la mayoría de los días de la semana.

13. Enfermedades autoinmunes

Me han diagnosticado artritis   Sí No
reumatoide, lupus u otra afección autoinmune.

14. Estrés y estilo de vida

Me siento estresada la mayor parte del tiempo.   Sí No

Me encuentro en actividad permanentemente y   Sí No
tengo poco o nada de tiempo para mí.

Suelo sentirme abrumada y sobrepasada   Sí No
o tengo sentimientos catastróficos.

15. Sueño

Por lo general, duermo menos de siete   Sí   No
horas por noche.

Total: **Sí** ____ **No** ____

Comprenda su puntaje

Analice su puntaje total. Cada *"sí"* que pertenece a la categoría de factores de riesgo modificables indica un área donde tiene la posibilidad de realizar cambios para mejorar su salud general. Le recomendamos que le muestre esta lista a su médico junto con su *Inventario de salud personal* para que pueda ayudarle a crear un programa personalizado que se centre en las áreas específicas en las que necesita ayuda. Además, su médico puede completar los espacios vacíos en los campos donde no logró responder alguna de las preguntas, como aquellos referidos a sus niveles de colesterol o presión arterial. En adelante, asegúrese de conocer estos valores, ya que son muy importantes.

Si ha respondido *"sí"* a alguna de estas preguntas, pero se pregunta "si me siento bien, ¿por qué debo hacer cambios en mi estilo de vida?", recuerde que las enfermedades cardíacas se desarrollan de manera silenciosa y pueden permanecer ocultas durante años; es posible que no conozca el efecto que sus factores de riesgo tienen en su salud hasta que sea demasiado tarde. Nuestro objetivo es ayudarle a asegurarse de que eso no suceda. Como hemos mencionado a lo largo de este libro, nunca es demasiado tarde para comenzar a transitar el camino hacia un corazón saludable.

Factores de riesgo de desarrollo de enfermedades cardíacas en las mujeres: Revisión de contenidos

- Antecedentes familiares de enfermedades cardíacas prematuras en familiares directos, como padres, hermanos o hijos (antes de los 55 años en parientes de sexo masculino y 65 años en paciente de sexo femenino)

- Origen étnico (el riesgo es más elevado en las mujeres de origen afroamericano, latinoamericano o sudasiático)

- Edad (el riesgo es más elevado en las mujeres de más de 55 años)

- Prediabetes: HbA1c superior al 5.7 %

- Diabetes: HbA1c superior al 6.5 %

- Hipertensión: superior a 120/80 mm Hg

- Niveles de colesterol o triglicéridos anormales

- Obesidad, especialmente en los casos en los que la mayor cantidad de sobrepeso se deposita en la cintura o zona media ("cuerpos con forma de manzana")

- Tabaquismo o exposición frecuente al humo del tabaco (fumadoras pasivas)

- Sedentarismo (falta de actividad física)

- Manifestación temprana (antes de los 40 años de edad) de la menopausia por cualquier causa

- Estrés

- Falta de sueño adecuado

- Enfermedades autoinmunes sistémicas (p. ej., lupus o artritis reumatoide)

- Antecedentes de diabetes, hipertensión, preeclampsia o eclampsia durante el embarazo

Ahora que cuenta con esta información, conoce los factores de riesgo y ha completado su evaluación personal de riesgos de desarrollar enfermedades cardíacas, es momento de aprender un poco más sobre las pistas y señales que el cuerpo mismo le da.

Preste atención a las pistas y señales: su cuerpo cuenta una historia

Claudia

¿Se acuerda de Claudia, la mujer de 48 años que presentamos en el Capítulo 1? Como seguramente recuerda, Claudia es una ejecutiva bancaria con una vida profesional estresante y una vida doméstica agitada. Afortunadamente, sus síntomas de agotamiento, palpitaciones cardíacas y dificultad para respirar, así como el cambio que se produjo en su conducta habitualmente tranquila, coincidieron con el examen anual con su médico de atención primaria.

Claudia describió sus síntomas y disminución de energía a su médico. Se le realizó un examen detallado, que incluyó un análisis de sangre completo. Su médico notó que esta era la segunda consulta en la que presentaba presión arterial alta y realizó una prueba de esfuerzo en cinta para caminar, para comprobar si la combinación de la presión arterial alta con el ejercicio constituía la causa de sus síntomas. Tras ocho minutos en la cinta, se detuvo la prueba debido a la fatiga e importante elevación de la presión arterial de Claudia. Su médico le indicó medicamentos para controlar la presión arterial y le recomendó que volviera tres meses más tarde a una consulta de seguimiento.

Claudia volvió a su vida agitada, comenzó a tomar la medicación y de a poco retomó su rutina de ejercicio en cinta para caminar durante 30 minutos cada día, cinco veces a la semana. Sin embargo, su energía estaba aún deteriorada, y notó un leve cambio en su patrón de sueño que, por lo general, era regular. A sus síntomas anteriores se sumó la dificultad para dormir, en algunas ocasiones incluso se despertaba sobresaltada y con sensación de ansiedad sin motivo aparente. Claudia atribuyó esta dificultad para dormir a su ansiedad por un inminente viaje a Hong Kong, donde iría a cerrar un acuerdo financiero muy importante.

Transcurridos dos meses de la prueba de esfuerzo, conocimos a Claudia cuando se presentó en la sala de emergencias. Aquel día había vuelto de su viaje de cuatro días a Hong Kong y había ido directamente del aeropuerto a la oficina. Sin embargo, enseguida comenzó a experimentar un agotamiento abrumador y una importante dificultad para respirar. Además, sudaba más de lo habitual y experimentaba dolores en el pecho. Aunque indicó a sus colegas que estaba segura de que se trataba simplemente de *jet lag*, ellos no estuvieron de acuerdo, y llamaron al 911.

Entre las pruebas realizadas en la sala de emergencia se hizo un electrocardiograma (ECG) que arrojó resultados anormales, lo que era una clara señal de que podría estar a punto de sufrir un infarto. Un angiograma coronario (radiografía de las arterias coronarias) reveló acumulación de placas en las arterias coronarias más grandes y un coágulo que bloqueaba en gran medida una ramificación de una de las arterias principales. A la edad de 48 años, Claudia fue sometida a un procedimiento de emergencia, durante el cual se le colocó un *stent* (un dispositivo pequeño con forma de tubo) en la arteria para mantenerla abierta y aumentar el flujo sanguíneo al corazón, con el objetivo de evitar un posible infarto inminente. Cuando se encontraba en la sala de recuperación, Claudia recordó que tanto su madre como su hermano mayor se habían sometido al procedimiento de implantación de *stent* por motivos similares.

Es posible que la vida agitada de Claudia, el vuelo de 14 horas, las pocas horas de sueño y la deshidratación precipitaran la formación de un coágulo y provocaran los síntomas con los que se presentó en la sala de emergencias. Probablemente, su visita a la sala de emergencia y el hecho de que se le realizara el procedimiento descrito anteriormente en menos de tres horas tras la manifestación de los síntomas haya sido lo que le salvó la vida. El bloqueo del vaso sanguíneo bien podría haberle provocado un infarto.

La secuencia de sucesos que la llevaron a someterse al procedimiento de implantación de *stent* de emergencia hizo que Claudia reflexionara sobre las señales claras que su cuerpo le había dado y que ella había pasado por alto o descartado por completo. Ahora comprendía que su cuerpo le estaba indicando que algo no estaba funcionando como es debido. Comprendió también que los antecedentes de enfermedades cardíacas de su madre y hermano, su presión arterial alta y el estrés constante ocasionado por su vida profesional y familiar habían aumentado su riesgo de desarrollar una enfermedad cardíaca. Cuando empezó a sentir una disminución considerable de su capacidad para hacer ejercicio, una sensación de fatiga al caminar y los episodios de dificultad para respirar sin motivo aparente, debería haber reconocido las pistas y señales que le indicaban que tenía una enfermedad cardíaca. Sin embargo, había ignorado estas señales.

¡Confíe en su intuición!

Las señales de alerta que indican una posible enfermedad cardíaca pueden ser muy sutiles. Las mujeres suelen ignorar lo que creen que son malestares y dolores menores, pero es importante reconocer que si algo no se siente del todo bien, probablemente no lo esté. Confíe en su intuición: programe una consulta con su médico y hágase los exámenes necesarios. Si experimenta uno o más de los síntomas que detallaremos más adelante en este capítulo, tenga en cuenta que podrían tratarse de una señal de alerta temprana de enfermedad cardíaca. Consulte a su médico de inmediato. No dude en hacerlo, su vida podría depender de ello.

Trabaje en conjunto con su médico para establecer valores de referencia personales

Existen muchas señales de alerta tempranas que indican enfermedades cardíacas y que suelen pasarse por alto, y la mejor forma de determinar la importancia de estos síntomas es consultar a su médico. Si experimenta síntomas y estos se deben a una enfermedad cardíaca, puede obtener el tratamiento indicado. En el caso de que no estén relacionados con una enfermedad cardíaca, le servirán a su médico para establecer valores de referencia que lo ayudarán a evaluar síntomas que experimente en el futuro. Si no experimenta ningún síntoma, la consulta de control anual será la oportunidad perfecta para que su médico realice pruebas preventivas para detectar cualquier indicio de enfermedades cardíacas o riesgos de desarrollarlas (consulte la Semana 4 del programa de Seis P.A.S.O.S. en seis semanas). Ser consciente de cómo funciona su cuerpo y de cómo se siente cuando está saludable le permitirá reconocer cualquier síntoma que experimente como algo fuera de lo normal. Si conoce sus dolores habituales, su patrón de sueño y su umbral de actividad y es consciente de cómo suele reaccionar ante el estrés de la vida profesional y diaria, tanto usted como su médico tendrán un mayor grado de consciencia para juzgar la gravedad de cualquier síntoma que pueda experimentar, y usted estará en una mejor posición para saber cuándo debe consultar a un profesional de la salud.

Es fundamental que las mujeres trabajen en conjunto y de manera constante con su médico, así como que conozcan sus valores de referencia, especialmente si tienen alguno de los factores de riesgo de desarrollar enfermedades cardíacas. Si este es su caso, debe estar especialmente alerta, controlar su salud e informar a su médico sobre cualquier cambio en su estado de salud, sin importar cuan mínimo crea que sea.

Señales y síntomas de enfermedad cardíaca isquémica o infarto

Reconocer las señales y los síntomas de la enfermedad cardíaca isquémica o infarto puede representar un desafío para las mujeres. Incluso hoy, si bien conocemos mucho más sobre los infartos en mujeres, muchos médicos tienden a enfocarse en el síntoma más común (tanto en hombres como mujeres): el dolor en el pecho. Esto puede ser un problema en el caso de las mujeres, ya que la mayoría no tiene este síntoma y, por este motivo, es posible que no se llegue a diagnosticar un infarto. Por este motivo, debe asumir una posición activa y ayudar a su médico a que diagnostique el infarto, ya que esto podría salvarle la vida. Recuerde, además, que puede experimentar *cualquiera* de los síntomas más comunes que se detallan a continuación durante días, semanas o meses antes de que se produzca un infarto. Algunos de estos síntomas pueden parecer inofensivos, y es posible que sienta el impulso de ignorarlos. No lo haga. Si bien los síntomas que parecen inofensivos como dificultad para respirar, dolor momentáneo en el pecho, acidez, náuseas y vómitos o dolor en la espalda o la mandíbula pueden no parecer una emergencia, consulte a su médico y hágase exámenes de control en caso de que se presenten de forma recurrente. Siempre es preferible ser precavida.

Los síntomas más comunes en mujeres

Si bien es cierto que muchos hombres y mujeres experimentan dolor o presión en el pecho que se extiende hasta el brazo izquierdo como señal principal de infarto o enfermedad cardíaca isquémica, los síntomas que se detallan a continuación son más comunes en las mujeres que en los hombres, y es posible que tanto las mujeres como los médicos los pasen por alto y no los relacionen con enfermedades cardíacas. Mientras lea esta lista, recuerde que todas las mujeres son diferentes; algunas pueden experimentar solo una de las siguientes señales, mientras que otras pueden experimentar más de una señal, y el 40 % puede no experimentar dolor en el pecho en absoluto.

• **Sensación de presión, poco espacio, compresión o dolor** *en cualquier zona del pecho o la espalda*: estos síntomas pueden durar solo unos minutos o más tiempo, y pueden ser persistentes o manifestarse de forma esporádica. Ninguno de estos síntomas es normal en mujeres saludables.

• **Dolor leve a intenso que comienza en el pecho y se extiende hasta los hombros, el cuello, la mandíbula o los brazos** (izquierdo o derecho): este tipo de dolor es más común en las mujeres y puede aparecer de repente (incluso puede despertarla), o bien puede aparecer e irse antes de que se vuelva más intenso.

• **Mareos, aturdimiento o desmayos sin motivo aparente:** estos síntomas pueden o no estar acompañados de palpitaciones.

• **Falta de aire o dificultad para respirar con o sin molestias en el pecho:** esta sensación puede experimentarse sola o puede combinarse con náuseas y mareos.

• **Sudor viscoso o frío:** este tipo de sudor está acompañado de una sensación de ansiedad o estrés; se siente diferente del sudor de los golpes de calor, el causado por un clima caluroso o el sudor propio de la actividad física. El sudor frío repentino es un síntoma muy común de infarto en las mujeres.

• **Dolor estomacal, presión abdominal o náuseas:** es posible que se sientan igual que una indigestión, un resfriado o una úlcera estomacal, pero también pueden estar acompañadas de una sensación de peso excesivo en el estómago.

- **Dolor de espalda:** puede parecerse mucho al dolor muscular relacionado con el sobreesfuerzo.

- **Sensación de debilidad o agotamiento o incapacidad para llevar a cabo tareas y actividades simples:** la manifestación de cualquiera de estos síntomas puede o no ser repentina, e incluso puede no estar relacionada con un motivo aparente. En ocasiones, se combinan con sensaciones esporádicas de falta de agudeza mental y una sensación de malestar general.

Cuándo debe llamar al 911

Si experimenta alguno de estos síntomas y cree que podría ser un indicio de infarto, llame al 911 de inmediato. El tiempo es un factor clave cuando se trata de un infarto. Cuanto antes reciba la atención que necesita, más posibilidades tendrá de recomponerse por completo. Llame al 911 de inmediato si experimenta alguno de los síntomas que se detallan anteriormente, sin importar cuán leves sean, y diga en voz alta, a usted misma o a quienes la rodean, "creo que estoy teniendo un infarto". Confíe en sus instintos. Nunca dude de usted misma. No espere a que el dolor o la sensación extraña desaparezcan.

Bajo ninguna circunstancia intente manejar ni permita que alguien más la lleve al hospital. ¡Necesita una ambulancia! Cuanto antes reciba la atención médica que necesita, más probabilidades tendrá de sobrevivir. Si tiene un infarto, el tratamiento comienza desde el momento en que llega la ambulancia. Su vida puede depender de ello.

Antes de que llegue la ambulancia y solo si sabe que puede tomar una aspirina con seguridad, *mastique* un comprimido de aspirina de máxima concentración (o tres comprimidos de concentración baja), con o sin agua. Siéntese y descanse hasta que llegue la ambulancia.

Evalúe su estilo de vida con honestidad y realice cambios significativos

Sea honesta con usted misma. Como ha leído en las páginas anteriores, Claudia creía que llevaba una vida *Heart Smart*. Procuraba hacer ejercicio de forma regular e incluía actividad aeróbica además de entrenamiento de fuerza. Se aseguraba de mantener su peso dentro de una diferencia de cinco libras con respecto a su peso antes de los embarazos. Además, se ocupaba de su apariencia, y todos le decían que se veía fantástica. ¡De ninguna manera pensó que podía tener una enfermedad cardíaca!

Sin embargo, Claudia no pudo ver que necesitaba ser más honesta consigo misma y prestar atención a sus antecedentes familiares y su rutina diaria para comprender que necesitaba un cambio. Afortunadamente para ella, el equipo médico la ayudó a darse cuenta de todo esto antes de darle el alta del hospital. La ayudaron a reconocer que, a pesar de que realizaba actividad física y de su preocupación por el peso, había desarrollado ciertos hábitos que contribuyeron a su llegada a la sala de emergencias.

Entre estos hábitos se encontraba el consumo de alimentos grasosos, como filetes, queso o galletas con chocolate, durante sus viajes. El estrés permanente al que estaba sometida a raíz de las demandas y la competitividad de su trabajo y familia, las largas horas de viaje, los partidos de fútbol, los quehaceres domésticos y las tareas del hogar tuvieron un impacto negativo en su salud. Como si esto fuera poco, Claudia sentía la presión interna de tener que dar siempre todo de sí y acercarse a la perfección lo más posible en todos los aspectos de su vida. Todo esto contribuyó a que desarrollara una enfermedad cardíaca.

Con la ayuda de su equipo médico, Claudia pudo desarrollar un plan como el que usted está a punto de aprender, centrado en la importancia de realizar los cambios necesarios para prevenir un infarto.

Todos podemos hacer pequeños cambios en nuestros hábitos y nuestra rutina diaria con respecto a la alimentación, la rutina de ejercicios, el patrón de sueño o el manejo del estrés, y observar excelentes resultados. Como verá cuando lea las páginas siguientes, nuestro programa de Seis P.A.S.O.S. en seis semanas está diseñado para comenzar a recorrer el camino hacia un estilo de vida *Heart Smart*. Como Claudia, le sorprenderá lo sencillo que es. ¡Comencemos!

Parte dos

Seis P.A.S.O.S. en seis semanas para tener un corazón saludable

"Siempre me ha sorprendido la urgencia de las cosas. El saber no alcanza, sino que hace falta aplicarlo. Estar dispuesto a hacer algo no es suficiente, debemos hacerlo".

—Leonardo Da Vinci

Introducción al Programa *Heart Smart*

El objetivo principal de nuestro programa de Seis P.A.S.O.S. en seis semanas es darle las herramientas que necesita para comprender mejor su estado de salud y para animarla a trabajar en conjunto con su médico y asumir un rol activo respecto de su salud y bienestar. Queremos que se sienta empoderada para hacer pequeños cambios en su estilo de vida que disminuirán el riesgo de que desarrolle una enfermedad cardíaca.

Es importante que su salud sea siempre su principal prioridad, por lo que hemos diseñado un programa fácil de seguir, que no le costará mantener en el tiempo y la ayudará a lograr este objetivo. A continuación, le presentamos una breve descripción del programa, que consta de un área específica en la que deberá enfocarse cada semana. En la sección correspondiente a la última semana, la Semana 6, le enseñaremos a combinar todas las áreas y adoptar P.A.S.O.S. permanentes para llevar una vida más saludable.

SEMANA 1 P: Priorice los alimentos saludables a la hora de las compras.

SEMANA 2 A: Adopte hábitos de ejercicio y elija moverse más.

SEMANA 3 S: Sustituya su dieta habitual con una dieta saludable para el corazón.
- Mesa saludable.
- Comida saludable en el hogar y fuera de casa.

SEMANA 4 O: Obedezca las indicaciones de su médico y trabaje en conjunto con familiares y amigos.

SEMANA 5 S: Sume horas de sueño, estrésese menos y disfrute de la vida.

SEMANA 6 Combine todos los pasos anteriores: P.A.S.O.S. permanentes para tener un corazón saludable.

Antes de comenzar el programa de Seis P.A.S.O.S. en seis semanas...

Elija un compañero

Este programa es muy sencillo de seguir. Sin embargo, sabemos que todos los emprendimientos resultan más sencillos y placenteros si contamos con la compañía de un amigo o familiar. Por eso, le recomendamos que le pida a alguien cercano a usted que la ayude a transitar el camino. Su compañero debe ser alguien que pueda brindarle apoyo moral y animarla a seguir, con quien pueda compartir sus logros y que la escuche si siente que le resulta muy difícil sostener el programa; debe ser alguien con quien se divierta, que reconozca su progreso, alguien con quien pueda contar, con quien pueda compartir y celebrar sus triunfos y que la levante cuando se tropiece. En pocas palabras, elija a alguien que esté junto a usted sin importar lo que ocurra.

Si ambos trabajan para lograr estos objetivos de salud del corazón, podrán compartir sugerencias y soluciones a lo largo del camino. Las personas que atraviesan las mismas experiencias pueden tener un efecto muy potente y positivo la una en la otra.

Escriba un diario o lleve un registro en su teléfono celular

Un diario es una herramienta muy útil para registrar su progreso desde que comienza a transitar el camino de la salud, y la ayudará durante el resto de su vida. Compre un cuaderno o diario que le guste y le resulte práctico y tenga en cuenta que será su compañero durante toda la vida. Dese el gusto de comprarse un bonito cuaderno de tapa dura, o bien compre un cuaderno espiralado sencillo en cualquier tienda cercana. Tal vez sea una buena idea comprar un cuaderno con separadores que la ayuden a organizarse. Otra opción es escribir su diario personal en su teléfono celular, su computadora o tableta. Lo importante es que le resulte práctico y que la ayude a llevar un registro constante de su progreso.

Este simple diario se transformará en un bien muy preciado a lo largo del camino hacia un corazón saludable y su valor será inimaginable. Llevar un registro de su progreso la ayudará a mantenerse motivada. También la ayudará a darse cuenta cuánto ha avanzado cuando vuelva sobre sus páginas y vea el camino recorrido. Llevar un registro le permitirá recordar el camino en su totalidad, además de documentar sus logros y desafíos.

La Parte 1 de este diario deberá incluir su *Inventario de salud personal*, del que ya hemos hablado. Es posible que le lleve algo de tiempo completar esta sección, pero será un recurso invaluable durante años. Esta sección debe incluir la siguiente información:

- Antecedentes médicos familiares, que incluya un panorama general sobre la salud de sus familiares (p.ej., mi madre padeció cáncer a los 57 años; mi hermano padece hipertensión desde los 43 años; etc.)

- Historia clínica personal (embarazos, cirugías, procedimientos y hospitalizaciones, afecciones crónicas, etc.)

- Alergias (incluya detalles sobre el tipo de reacción que haya manifestado)

- Medicamentos y vitaminas o suplementos que toma en la actualidad (incluya la dosis y la frecuencia con que los toma)

- Regímenes de medicamentos y vitaminas o suplementos anteriores y productos de venta libre que haya consumido (incluya las reacciones y efectos adversos que haya manifestado)

- Fecha de nacimiento y, en caso de que corresponda, edad en la que entró en la menopausia

- Raza y origen étnico

- Antecedentes de tabaquismo

- Hábitos de ejercicio (¿cuántos años hace que se ejercita?, ¿con qué frecuencia lo hace?)

- Factores de estrés en su vida

- Enfermedades autoinmunes

- Factores de riesgo relacionados con el embarazo (diabetes gestacional, hipertensión gestacional, preeclampsia, eclampsia)

- Pruebas médicas realizadas recientemente (incluya las pruebas de HbA1c, presión arterial y niveles de colesterol)

- Peso

- IMC

Puede ser una buena idea destinar una sección de su diario para enumerar las preguntas que quiera hacerle a su médico durante la consulta o por teléfono. Asegúrese de dejar espacio para registrar las respuestas e indicaciones especiales que reciba. Con frecuencia, nos olvidamos las preguntas que queremos hacerle al médico.

Asegúrese de llevar su diario a la consulta. Incluso si consulta a varios médicos que pertenecen al mismo sistema de atención médica, es posible que no todos dispongan de su historia clínica. Será su responsabilidad mantener a su equipo médico actualizado, y la forma más eficaz y eficiente de hacerlo es brindarles la información de su *Inventario de salud personal.*

Le sugerimos que organice su diario de modo que haya una sección para cada semana del programa. Idealmente, debería escribir en su diario todos los días. Esta herramienta importante se convertirá en un registro permanente que la ayudará a llevar una vida saludable durante muchos años.

Intente mantenerlo actualizado. Registre su progreso, identifique los obstáculos a los que se enfrenta al igual que sus logros y anote todas las preguntas o inquietudes que sienta que debe consultar con su médico. Asegúrese de contar con el tiempo de releer lo que ha escrito para mantenerse en el camino de la salud y no olvidarse de nada. Si lo desea, puede compartir el diario con su compañero para que le dé su opinión.

De la misma forma que debería hacerlo antes de comenzar cualquier programa de salud, asegúrese de consultar a un médico o enfermero para que realice un *control completo antes de comenzar este programa*. Explíquele que va a comenzar un programa nuevo. Lleve el diario a la primera consulta. Asegúrese de completar la lista de factores de riesgo personales y de registrar toda la información posible en su *Inventario de salud personal*. Al brindarle esta información a su médico, ya estará en camino a trabajar en conjunto con él para llevar una vida más saludable.

¡Comencemos!

P: Priorice los alimentos saludables a la hora de las compras

Para generar un entorno saludable para el corazón en su hogar y poder elaborar comidas saludables, necesitará tomar la decisión de seleccionar alimentos saludables. Los alimentos que tiene en su hogar pueden no adecuarse a los estándares de una dieta *Heart Smart*, por lo que en esta sección repasaremos los alimentos que hay en su cocina, determinaremos qué debe eliminar y le ofreceremos sugerencias sobre qué puede comprar para reemplazar los alimentos menos saludables.

Limpie su refrigerador de alimentos inapropiados

La clave de un corazón saludable es conocer cuáles alimentos son buenos para usted y cuáles no. Haga un inventario del contenido de su refrigerador. ¿Tiene leche entera, mantequilla, kétchup, aderezos para ensalada, jugo de frutas, refrescos gasificados, sobras con alto contenido de grasas (cazuelas, pizza o postres), manteca de cerdo, tocino, carnes procesadas, néctares de fruta, jaleas y mermeladas o malvaviscos? Controle también lo que hay en el congelador. Es posible que allí encuentre más sobras con alto contenido de grasas, helado, paletas heladas, pizza congelada y barritas de pescado entre otros alimentos inadecuados.

Estos son algunos alimentos que debe desechar, ya que tienen alto contenido de grasas, azúcares o ambas. Controle las etiquetas. Aprenda cuáles de los alimentos que se encuentran en su refrigerador y congelador son alimentos ultraprocesados que debería desechar. Los alimentos ultraprocesados son aquellos que contienen ingredientes que no se utilizan para cocinar en el hogar, como los endulzantes, los colorantes y los saborizantes artificiales u otros aditivos. Entre los ejemplos de alimentos ultraprocesados se encuentran las gaseosas, muchos cereales, los bocadillos de pollo o pescado y las sopas instantáneas. Estos alimentos están cargados de aditivos químicos y suelen tener un alto contenido de azúcares, grasas saturadas y sodio, sustancias que contribuyen al desarrollo de enfermedades cardíacas. En conclusión, este tipo de alimentos suelen ser muy calóricos y tienen bajo contenido de nutrientes, por lo que no deberían estar presentes en una dieta saludable para el corazón.

En la mayoría de los casos, existen alternativas más saludables con las que puede reemplazar todos estos alimentos que la satisfarán y que disfrutará tanto que no extrañará los alimentos poco saludables que solía comer. No obstante, en principio, su objetivo es deshacerse de los alimentos dañinos que mencionamos anteriormente. Es importante que elimine los alimentos con alto contenido de carbohidratos refinados, grasas no saludables o azúcar. De ahora en adelante, su objetivo debe ser enfocarse en comprar y comer productos sabrosos y saludables.

Limpie la despensa

A continuación, hablaremos de los alimentos que se encuentran en la despensa. De la misma manera que lo hizo con el refrigerador y el congelador, piense detenidamente en lo que ha acumulado a lo largo de los años (sí, años) en la despensa. Hay muchas probabilidades de que, como el resto de nosotros, encuentre paquetes de alimentos que han estado en su despensa más años de los que tienen sus hijos. La mejor manera de abordar esta limpieza es tomar una bolsa de residuos y tirar los alimentos vencidos. Tome otra bolsa y llénela con todos los alimentos no vencidos que no cocina ni come, junto con los que ningún integrante de su familia disfruta ni comerá jamás.

Sobre todo, deshágase de los alimentos no vencidos que le gustaría comer pero no encajan en su nuevo programa de alimentación. Estos alimentos, junto con los alimentos no vencidos mencionados anteriormente, pueden donarse a un centro de alimentos local o un centro comunitario. Entre estos alimentos se incluyen los siguientes: pretzels, refrigerios de cualquier tipo (patatas, tortillas para tacos, bocadillos de maíz, bocadillos vegetarianos, etc.), galletas envasadas, tortas, pasteles, mezclas de torta o galletas, mezclas para hornear con alto contenido de grasas, etc. Seguramente ya sabe de qué estamos hablando. También debe deshacerse de los alimentos ultraprocesados de su despensa. Los productos horneados, refrigerios y postres envasados suelen ser alimentos ultraprocesados, aunque le recomendamos que controle la etiqueta de estos productos y compruebe cuáles son los primeros tres ingredientes que se mencionan. Si se menciona algún tipo de azúcar agregada o grasa entre los primeros tres ingredientes, esos alimentos no deben estar en su despensa.

Transforme su alimentación y haga un plan de alimentación saludable

Una vez que haya eliminado de su refrigerador, congelador y despensa los alimentos no saludables, es momento de abastecer su hogar con alimentos saludables.

Entre los alimentos con los que puede abastecer su nueva y mejorada cocina, se incluyen los siguientes:

- Variedad de frutas y vegetales frescos
- Panes, pasta, galletas saladas, harina, cereales; todos integrales
- Alimentos con alto contenido de fibra, como frijoles, guisantes secos, lentejas y garbanzos (legumbres)
- Arroz integral y otros granos integrales
- Almendras crudas sin sal, castañas y nueces pacanas o comunes
- Semillas de girasol o calabaza sin sal

- Productos lácteos descremados con bajo contenido de grasa o sin grasa

- Mantequilla de maní o nuez natural

- Huevos, claras de huevo envasadas o sustitutos del huevo

Estos son sustitutos saludables del tipo de alimentos que ya come con regularidad.

Lista de compras *Heart Smart*

A continuación, le presentamos una lista detallada de sugerencias. De todas formas, cada día surgen nuevos productos saludables, así que lea las etiquetas cuando vaya de compras. Le sorprenderá la variedad de alimentos saludables disponibles. Es posible que le lleve algún tiempo encontrar las marcas que usted y su familia prefieren, e incluso puede parecerle que estos alimentos son más caros, pero es una buena inversión. Una vez que descubra nuevos alimentos saludables que le gusten, no volverá a sentir que se está privando de nada. ¡No se rinda! Sabemos que acostumbrarse a esta nueva forma de comer puede tomar algún tiempo. Puede que simplemente no esté acostumbrada a consumir menos azúcar, sal o grasa en su dieta. Por eso, sea paciente y deje que sus papilas gustativas se ajusten al cambio.

Lácteos y huevos

De ahora en adelante, le recomendamos que opte por leche descremada con bajo contenido de grasa o sin grasa y alimentos alternativos a los lácteos o la leche como la leche de soja y de frutos secos (almendras, castañas, etc.) o arroz, por ejemplo. Si compra leche de vaca, procure mantenerse alejada de la leche entera y la variedad grasa. Adopte este criterio también para los quesos y el yogur. Las variedades de leche, crema, crema ácida y yogur descremados, con bajo contenido de grasas y libres de grasas, así como los quesos bajos en grasa que se encuentran hoy en el mercado, tienen un sabor sorprendentemente bueno y son tan nutritivos como las variedades grasas.

Si es intolerante a la lactosa o simplemente prefiere las leches de origen vegetal, tiene la suerte de poder elegir entre leche de soja, leche de almendras o de arroz, entre otras tantas variedades. Algunos de estos productos tienen el mismo sabor que la leche que tomamos siempre, mientras que otros están saborizados (evite los productos con azúcar agregado), lo que le dará un toque especial a su cereal o taza de café. Como sugerimos anteriormente, pruebe diferentes marcas hasta que encuentre las que más le gusten.

Ya que estamos, hablemos también de los huevos. Estudios recientes sugieren que, si su nivel de colesterol LDL está dentro de los límites saludables, no es necesario eliminar las yemas de huevo de su dieta, siempre y cuando consuma huevos con moderación. Sin embargo, si le resulta difícil mantener los niveles de colesterol LDL dentro del límite saludable, o si tiene diabetes, intente disminuir el consumo de yema de huevo a tres por semana. Además, recuerde preparar sus huevos sin usar grasas saturadas y evite comerlos junto con comidas con un alto contenido graso, como el tocino o las tostadas con mantequilla.

Recomendamos tener siempre a mano un recipiente de sustitutos del huevo (y otro en el congelador), ya que estos productos son muy versátiles. Puede consumirlos revueltos, hacer omelette o usarlos para cocinar productos horneados y platos deliciosos. La palabra sustitutos no es del todo adecuada, ya que estos productos no son más que claras de huevo con aspecto de huevos enteros.

Carne roja, carne de ave y pescado

La carne roja, la carne de ave y el pescado tienen un alto contenido de proteínas y otros nutrientes importantes, y son una parte integral de cualquier plan de alimentación saludable. Por lo tanto, deje espacio en su congelador para abastecerse de estos productos. Lo único que debe tener en cuenta es limitar el tamaño de las porciones (consulte la

Semana 3), pero no hace falta que elimine la carne roja, la carne de ave ni el pescado de su vida.

Si opta por consumir carne roja, elija los cortes más magros, como la nalga, el solomillo de cerdo o las chuletas de cerdo sin hueso y carne picada con 85 % de carne o más. Manténgase alejada de las carnes más grasosas como el tocino, las costillas, las chuletas de cerdo o los cortes de cerdo asado, los filetes velados y los cortes asados en general. Otra buena opción es el cordero, cuya pierna o lomo son más magros. Evite consumir cortes del costillar y la zona del omóplato, que tienen mayor contenido de grasa. Un corte magro de 3 oz de carne contiene, en promedio, menos de 10 g de grasa, menos de 4.5 g de grasas saturadas y menos de 95 mg de colesterol.

Definitivamente debe incorporar el pescado a su dieta; recomendamos que lo coma al menos dos veces por semana. Cualquier pescado no procesado es saludable, pero priorice los pescados de nivel trófico superior (grasosos) como el salmón, la caballa o el arenque, pues tienen más ácidos grasos con omega 3, a diferencia de los pescados de nivel trófico inferior como el bagre o la langosta. El pescado enlatado también es una opción saludable, así que le recomendamos que siempre tenga caballa, sardinas, salmón y atún enlatados. Sin embargo, tenga cuidado: preste atención a cómo prepara el pescado. Por ejemplo, si fríe el pescado estará convirtiendo un plato saludable en uno muy poco saludable. Otras formas no saludables de consumir pescado son las barritas de pescado u otras variedades rebozadas, que suelen tener un alto contenido de sodio y grasas agregados. Las mejores formas de preparar el pescado son al vapor, grillado, horneado o asado.

La mayoría de los mariscos son también una buena opción para consumir proteínas sin grasa, ya que tienen un bajo contenido de grasas saturadas. Las almejas, las ostras, los mejillones, las vieiras, la langosta y el cangrejo aportan muy poco colesterol. Sin embargo, algunas variedades de mariscos sí aportan mucho colesterol. Los camarones tienen una gran cantidad de colesterol, cerca de 166 mg cada 3 oz.

No obstante, las nuevas pautas nutricionales sostienen que el colesterol alimentario no tiene un efecto importante en los niveles de colesterol en la sangre, de modo de puede consumir cualquier tipo de marisco siempre y cuando lo haga de forma moderada. El problema más notorio de los mariscos es que suelen prepararse con ingredientes que tienen alto contenido de grasas saturadas (por ejemplo, los camarones y la langosta se preparan con cremas y salsas con mantequilla, y muchos tipos de pescado se fríen). Evite freír los mariscos y cocínelos de forma saludable, con poca grasa agregada y sin crema ni salsas con mantequilla.

Si bien el pescado es un alimento natural y saludable, no queremos dejar de abordar algunas inquietudes respecto de este alimento. Algunas especies se pescan en exceso y otras contienen metales pesados y toxinas. Si bien la alentamos a consumir pescado de forma regular, sería prudente seleccionar pescados obtenidos de forma sostenible que no tengan altos niveles de mercurio y otras toxinas. Manténgase alejada del pez espada, el tiburón, la caballa rey, el blanquillo del golfo, el marlín y el reloj anaranjado, que tienen alto contenido de mercurio. Algunos pescados de criadero, como el salmón de criadero, contienen bifenilos policlorados (BFP), que pueden aumentar el riesgo de desarrollar cáncer. El sitio web a continuación resulta útil para determinar si un pescado es una buena elección y si se obtiene de forma sostenible: www.seafoodwatch.org.

La carne de ave también es una buena opción, pero, si elige pollo o pavo molidos, consuma la marca con menos contenido de grasa y, si opta por consumir presas enteras, quíteles la piel.

Últimamente, las variedades de salchichas de pollo o pavo compiten con las variedades de cerdo en cuanto al sabor. Pruébelas, estamos seguras de que la sorprenderán. Y no se olvide del tocino de pavo.

Frutas y vegetales

Las frutas y los vegetales están llenos de vitaminas, minerales y fibra, y está demostrado que son beneficiosos para prevenir o tratar enfermedades. Ya sean frescos, congelados o enlatados (con bajo contenido de sodio), todas las formas de comer estos alimentos son geniales. Si compra fruta enlatada, asegúrese de que esté envasada en jugos naturales o agua. Mantenga el refrigerador lleno de vegetales y frutas crudos que pueda comer como refrigerio saludable; agregue también una fruta a cada comida, desde el desayuno hasta el almuerzo y la cena. No hay elecciones erróneas en lo que respecta a este grupo de alimentos, pues todas las opciones son válidas. Recuerde, además, que algunos vegetales como los de hojas verdes (por ejemplo, la col rizada, la espinaca, la acelga, el brócoli, etc.) tienen un alto contenido de hierro y saben muy bien en ensalada de frutas.

Granos integrales, frijoles y lentejas

Los granos y los frijoles son plantas que también pueden considerarse vegetales, pero, por ser tan importantes en cualquier dieta saludable que decida adoptar, tienen un apartado especial. Incorpore granos integrales, frijoles y lentejas a su dieta. A la hora de incorporar alimentos integrales saludables, pruebe los granos y semillas que contienen carbohidratos saludables y aportan fibra. La quínoa, la espelta, el lino, la chía, la cebada y el farro son granos y semillas ancestrales que han vuelto a ser una parte importante de las dietas modernas. Si quiere consumir pasta, evite las variedades con alto contenido de carbohidratos y pruebe, en cambio, las versiones integrales, que son mucho más sabrosas de lo que solían ser. Busque pasta 100 % integral en las góndolas del supermercado. Recuerde respetar las porciones, ya que la pasta es un tipo de carbohidrato del que puede comer más de lo necesario con facilidad.

Tanto a la hora de comprar pan como cereales, pasta y harina, busque opciones integrales con alto contenido de fibra. Si compra harina blanca, asegúrese de que no tenga procesos químicos. Ahora bien, respecto del arroz, evite el arroz blanco y consuma, en cambio, arroz integral u otro tipo de arroz que conserve su capa de salvado. Si tiene color, es la mejor opción. A la hora de elegir cereales nutritivos y con alto contenido de fibra, nada es mejor que la vieja y conocida avena, especialmente la variedad irlandesa. Si compra avena instantánea, asegúrese de que sea la variedad común, sin azúcar agregada. Siempre puede agregarle frutas, como bananas, manzanas, duraznos, peras o frutos rojos (frescos, secos o congelados), o bien pasas de uva o canela para darle un toque de sabor sin agregar azúcar.

No hace falta decir que los refrigerios tipo patatas fritas, tortillas para tacos, bocadillos de maíz y otras variedades disponibles no forman parte de una dieta saludable, incluso si son integrales. Tan solo al ver la etiqueta se dará cuenta de que tienen demasiada grasa y sal.

Los frijoles (incluso los enlatados) son un componente ideal de cualquier dieta saludable. Los frijoles son densos en nutrientes (es decir, tienen gran cantidad de nutrientes por caloría), tienen alto contenido de proteínas, carbohidratos, vitaminas y minerales, y tienen poca grasa. Si opta por comprar frijoles enlatados, recuerde enjuagarlos bien para eliminar toda la sal posible.

Condimentos y saborizantes

Algunos condimentos tienen alto contenido de azúcar o grasa. El kétchup, por ejemplo, puede contener mucha azúcar, pero también hay variedades que tienen bajo contenido de azúcar disponibles en las góndolas. Lo mismo ocurre con los aderezos para ensaladas y las salsas para barbacoas, que pueden tener un alto contenido de azúcar y grasa. La mayonesa no debe preocuparle especialmente, salvo que consuma una cantidad excesiva de este aderezo. También puede optar por una de las variedades más saludables hechas con aceite de oliva o de canola. Si compra aderezos para ensaladas, lea las etiquetas y elija las variedades más livianas, o acostúmbrese a usar poca cantidad en las comidas. Mejor aún, ¡prepare su propio aderezo! Las jaleas y mermeladas de fruta o las conservas también entran dentro de esta categoría y, por lo general, sus variantes artesanales tienen casi la mitad de azúcar que las industriales. Por este motivo, le sugerimos que compre las variantes que solo tienen fruta. El sabor es exactamente el mismo. La mostaza, la salsa y la salsa picante son opciones excelentes para condimentar los alimentos, ya que no suelen contener grasas y se pueden utilizar para aderezar una amplia variedad de alimentos.

Sal

No utilice demasiada sal para darle más sabor a los alimentos. De hecho, le sugerimos que retire el salero de la mesa. Obtenemos suficiente sodio en nuestra dieta de los alimentos y las fuentes de sodio ocultas en los alimentos envasados o preparados. Si lo que quiere es resaltar el sabor, pruebe con alternativas a la sal, como el ajo, el jugo de limón y la ralladura de limón, y no tema experimentar con especias y hierbas. Pruebe una de las muchas combinaciones de hierbas envasadas (asegúrese de leer la etiqueta y compre únicamente las que no tienen sal agregada), o invente su propia combinación.

En resumen, los condimentos que recomendamos que incorpore a su dieta son los siguientes:

- Mostaza
- Kétchup (con bajo contenido de azúcar o sin azúcar)
- Vinagres (balsámico, de manzana, etc.)
- Salsa
- Salsa picante (incluida la sriracha)
- Especias secas sin aditivos (como canela, tomillo, albahaca, perejil, pimentón, comino, etc.)
- Tahini
- Mermeladas y jaleas de fruta únicamente
- Ralladura de limón

Bebidas

Respecto de las bebidas sin alcohol, las elecciones son sencillas:

Descarte todas las bebidas con azúcar. Esto incluye las gaseosas con azúcar, los néctares y los jugos de fruta. Debe comer fruta, no tomarla. Si prefiere las bebidas saborizadas, no hay problema. Encontrará muchas bebidas gasificadas con bajo contenido de azúcar e incluso sin azúcar en las góndolas del supermercado. También puede hacer sus propias bebidas; simplemente agregue un poco de jugo de fruta a un vaso de agua gasificada, o una rodaja de limón, lima o naranja u otra infusión de frutas o vegetales frescos. ¡El agua de pepino es especialmente refrescante!

Las gaseosas dietéticas no son una buena idea. Si no puede dejar de tomarlas, restrinja la cantidad que consume a una o dos veces por semana, ya que muchos estudios recientes asocian el consumo de gaseosas dietéticas con el aumento de peso y de los niveles de azúcar en la sangre.

Tanto el café como el té están permitidos nuevamente, y la cafeína no es un problema a menos que la mantenga despierta por la noche. Los tés saborizados o de hierbas son siempre una buena elección, así como el té verde, una bebida que aporta muchos beneficios a la salud.

En pocas palabras, las siguientes bebidas son la mejor elección, ya que la hidratan sin azúcar agregada ni calorías:

- Agua (para darle un poco de sabor, agregue un toque cítrico o frutal)

- Agua gasificada

- Café o té sin azúcar

En cuanto a las bebidas alcohólicas, recientemente se ha reconocido el valor del vino tinto para la salud del corazón. El vino tinto contiene polifenoles que pueden reducir el riesgo de sufrir un accidente cerebrovascular o una enfermedad cardíaca y protegen el recubrimiento de los vasos sanguíneos del corazón. Sin embargo, es importante señalar que el consumo de vino debe ser moderado; en el caso de las mujeres, no debe superar las 5 oz diarias. No es recomendable comenzar a tomar vino si no lo hace y, en caso de que sí consuma esta bebida, procure no aumentar las cantidades. Si no consume alcohol, puede obtener los beneficios de los polifenoles de otras fuentes, como el té verde, las uvas o el jugo de uva (restrinja la cantidad a 4 oz de jugo), e incluso de un cuadrado pequeño de chocolate amargo con al menos 70 % de cacao.

Evite consumir otras bebidas alcohólicas como cerveza y bebidas blancas en exceso. Se ha asociado el consumo excesivo de alcohol con el aumento de los niveles de triglicéridos, el aumento de peso y la obesidad. Además, la mayoría de los cócteles se preparan con mucha azúcar. Si decide beber, evite los cócteles azucarados y, en cambio, opte por las siguientes bebidas: vino (5 oz), cerveza (12 oz) y bebida blanca (1 oz).

Endulzantes

Recomendamos restringir la cantidad de azúcar refinada que consume. Sin embargo, ¡a veces necesitamos algo dulce! *Recomendamos que se mantenga alejada de los endulzantes artificiales y los sustitutos del azúcar.* Si cocina u hornea, existen muchos sustitutos naturales del azúcar, algunos de los cuales incluso otorgan beneficios nutricionales. Algunas recetas pueden modificarse y es posible reemplazar una parte del azúcar con melaza, agave, miel o jarabe de arce (real, no artificial). Estos ingredientes tienen comportamientos distintos al del azúcar, por lo que deberá investigar o probar distintas formas una y otra vez hasta que encuentre el balance deseado.

Aceites, mantequilla y productos untables

Los aceites monoinsaturados como el aceite de oliva, canola, maní o cártamo son opciones saludables para el corazón. Los aceites de oliva frutados pueden ser costosos, pero son saludables y muy sabrosos, ideales para aderezar ensaladas o para usar con moderación como sustituto de la mantequilla.

Asegúrese de seleccionar aceite de oliva extra virgen prensado en frío para obtener una mayor cantidad de polifenoles y un mejor sabor. Para cocinar sin agregar grasas, utilice aceite en aerosol.

Jamás conocimos a alguien a quien no le guste la mantequilla, pero es importante restringir su consumo. Un poco de mantequilla en las recetas está bien, pero no se extralimite. Un poquito de mantequilla tiene 2.2 g de grasas saturadas, y debería utilizar menos de 15 g de grasas saturadas totales por día. Si cree que la margarina es una opción más saludable, debe saber que las margarinas en barra contienen aceites parcialmente hidrogenados, y algunas tienen la misma cantidad de grasa que la manteca. Si bien la margarina no contiene colesterol, sí contiene grasas y calorías. Si prefiere usar margarina, lea la etiqueta y seleccione la que tenga menos grasas saturadas.

Alimentos indispensables en una despensa *Heart Smart*

A continuación, le presentamos una lista de los productos que recomendamos agregar a su lista de compras para ayudarle a abastecer su nueva despensa para un corazón saludable. Esta lista no está completa, pero le servirá de guía para elegir alimentos saludables que debe tener a mano para poder preparar una variedad de platos equilibrados o darse un gusto con un refrigerio saludable.

- Harina sin procesos químicos

- Harina integral

- Harina de maíz

- Cereales (avena y otros cereales con 5 g o más de fibra, 3 g o menos de grasa y 8 g o menos de azúcar por porción)

- Pan y galletas integrales

- Arroz integral
- Pasta integral
- Guarniciones integrales (quínoa, espelta, lino, mijo, farro, cebada, etc.)
- Salsa para espaguetis (baja en sodio y con bajo contenido de azúcar o sin azúcar)
- Tomates enlatados (enteros, en cubos o puré)
- Miel, agave, jarabe de arce, melazas
- Café y té
- Sopas y caldos (con bajo contenido de sodio)
- Pescado (salmón, arenque, atún, sardinas y caballa) enlatado en agua, aceite de oliva o salsa de tomate
- Aceites para cocinar y condimentar ensaladas (oliva, canola, cártamo)
- Frijoles y lentejas (secos y enlatados)
- Frutas y vegetales (frescos, enlatados o congelados)
- Kétchup (con bajo contenido de azúcar)
- Mayonesa (con aceite de oliva o de canola)
- Mostaza, salsa o salsa picante (para aderezar carnes, pescado, patatas, huevos)
- Aderezos para ensaladas (con bajo contenido de azúcar y grasa)
- Vinagre (para preparar aderezos caseros)
- Productos encurtidos
- Productos untables frutales (con bajo contenido de azúcar o sin azúcar)

- Refrigerios saludables (pretzels integrales, galletas saladas, galletas integrales)

- Almendras, castañas, nueces pacanas o comunes (crudas, sin sal y tostadas)

- Mantequillas de frutos secos sin sal ni azúcar agregados (almendras, maníes, castañas o semillas de girasol)

Consejos para las compras

Compre en las paredes: los vegetales y las frutas, las carnes, el pescado, los lácteos, los panificados y los fiambres se encuentran en las paredes de los supermercados. Recorra el perímetro de las tiendas y así no se tentará con los productos poco saludables que intenta evitar. Si debe pasar por el área de pastelería y panadería, elija un sabroso pan integral a la pasada.

Lea siempre las etiquetas: muchos alimentos envasados tienen cantidades sorprendentes de sodio, azúcar y grasas. Por ejemplo, la salsa para espaguetis, el pan, los cereales, el yogur y las marinadas pueden tener azúcar agregada. Si ve alguno de los siguientes ingredientes en una etiqueta, tenga en cuenta que el cuerpo procesa todas estas sustancias como azúcar, porque eso es lo que son: maltosa, fructosa, jarabe de maíz de alta fructosa, dextrosa, lactosa, sacarosa, melazas, azúcar de caña, endulzante de maíz, azúcar cruda, azúcar blanca granulada, azúcar negra, azúcar impalpable, azúcar invertida, concentrado de jugo de fruta, puré de manzana, jarabe, miel, jarabe de malta, jarabe de arce y néctares.

Haga una lista de compras: haga una lista y compre solo lo que está en ella, ¡no busque otros productos! De esta manera, ahorrará dinero, calorías y tiempo. También resulta útil clasificar las compras en categorías y en el orden en que los alimentos están distribuidos en el supermercado donde compra. Utilice su computadora para crear una plantilla que pueda imprimir y completar con lo que necesita comprar antes de ir al supermercado. También puede visitar el sitio web de su mercado local, donde tal vez encuentre una lista que pueda completar con un clic en los artículos seleccionados.

Coma algo antes de ir al supermercado: ¿ha notado que es más difícil atenerse a la lista de compras si siente hambre? Intente hacer las compras *después* del desayuno, el almuerzo o la cena. No se detenga a comprar "algunos productos" de camino a su hogar si siente hambre. Vaya a casa y cocine la cena, luego vuelva a la tienda. Ahorrará no solo dinero sino también calorías.

Abastézcase: si puede, realice la compra del mes. La idea es que desarrolle su propio sistema de planificación de comidas y que luego compre los ingredientes necesarios. De esta manera, siempre tendrá lo que necesita y reducirá las probabilidades de salir a comprar comida rápida. Una vez que haya limpiado la despensa y sepa qué alimentos necesita consumir, involucre a su familia en su nuevo plan de alimentación.

Enséñeles hábitos de alimentación saludable: llevar una vida saludable es un asunto familiar, ya que todos comen los mismos alimentos. Es cierto que los niños aún consumirán refrigerios dulces de vez en cuando, pero debe restringirlos para enseñarles a comer bien.

Involucre a su familia: es muy posible que su familia tenga platos favoritos que suelen cocinar muy bien, así que puede mejorar la experiencia de cocinar y hacer las compras si asigna un día de la semana para que cada miembro de la familia que lo desee pueda cocinar. Su función será sugerir opciones saludables. Con respecto a quienes sean demasiado pequeños para cocinar, pídales sugerencias y haga que participen en las compras e incluso en la preparación de las comidas. Por ejemplo, pueden poner la mesa. Este tipo de actividades animan a los integrantes de la familia a asumir una postura activa en la ideación, la preparación y el consumo de comidas saludables para el corazón que les gusten y, además, tiene el beneficio asociado de que toda la familia comparta las comidas.

Si vive sola, cocine con familiares o amigos y disfrute de su compañía. Si este es el caso, será el cocinero quien elija el plato que se disfrutará. Otra opción es que cada uno prepare una comida, la envase y la congele para compartirla con los demás. Elijan un día para intercambiar las raciones para que cada uno tenga una variedad de comidas saludables para el corazón en el congelador.

Cree un cuaderno de planificación de comidas: hemos descubierto que usar un cuadernillo o un programa de computadora con separaciones o pestañas donde pueda diferenciar entre desayuno, almuerzo, cena, postres y refrigerios ayuda a tener un registro de sus recetas favoritas así como de los ingredientes que necesita para prepararlas. Esto le ofrece la ventaja adicional de contar con un espacio para escribir comentarios sobre las recetas como, por ejemplo, "Mary disfrutó mucho de este plato" o "Fácil de hacer".

Ya estamos listas para pasar a la Semana 2 y comenzar a hablar de otro elemento esencial para llevar ese estilo de vida que la ayudará a tener un corazón saludable: agregar ejercicio a su rutina diaria.

A: Adopte hábitos de ejercicio y elija moverse más

Ahora que tiene una despensa llena de productos saludables para el corazón, ha llegado el momento de incorporar una rutina diaria de actividad física a su estilo de vida. En este capítulo, nos enfocaremos en tres tipos de actividad física:

- **Caminar:** los beneficios de realizar actividad aeróbica y cómo alcanzar sus objetivos

- **Entrenamiento de fuerza y flexibilidad:** la importancia de tener músculos fuertes y flexibles

- **Movimiento:** los importantes beneficios para la salud de elegir "moverse" más todos los días

Incluso si no piensa inscribirse en un gimnasio o desarrollar un programa formal de ejercicios en el hogar, debe asegurarse de realizar actividad aeróbica, entrenamiento de fuerza y flexibilidad y simplemente moverse más durante el día.

Según el Dr. Thomas Frieden, exdirector de los Centros para el Control y la Prevención de Enfermedades, las investigaciones han demostrado que el solo hecho de caminar es lo "más parecido a un medicamento milagroso". Para aumentar los beneficios para la salud que proporciona caminar, incorpore una buena caminata a su rutina diaria. La alentamos a agregar también otros tipos de actividades aeróbicas a su rutina diaria. Desempolve aquella bicicleta con la que solía dar paseos cuando era adolescente, o la bicicleta fija que lleva años guardada en el fondo del closet y retome el hábito. O bien, vuelva a usar su cinta para caminar. Considere la posibilidad de inscribirse en un gimnasio o en una clase de ejercicios. El objetivo de este capítulo es darle información básica y algunas sugerencias sobre cómo comenzar a incorporar estos tres elementos en su vida diaria: caminar, entrenamiento de fuerza y flexibilidad, y moverse más.

Enfocarse en la salud de su corazón implica adoptar un estilo de vida más activo y, en el proceso, descubrir los increíbles beneficios que tiene la actividad física. Lo mejor de estar más activa es que los beneficios se notan casi de inmediato. Cuando realiza actividad física, el cuerpo aumenta su rendimiento, el corazón late más rápido y la sangre oxigenada recorre el cuerpo y nutre los órganos y el cerebro. Notará que piensa con más claridad, duerme mejor y tiene más energía. Cuanta más energía gaste, más tendrá. Las articulaciones se lubrican y los músculos se estiran, y se sentirá mejor física, emocional y mentalmente. Llevar una vida más activa la llenará de energía.

Pero, ¡primero lo primero! Como ya hemos mencionado, es importante que consulte a su médico para que le haga un control antes de comenzar cualquier programa de ejercicios, incluso un régimen de caminata. Su médico o enfermero le notificarán si tiene alguna limitación y, en caso de que así sea, preste atención a lo que tienen para decirle y no intente ignorar su opinión. A medida que desarrolle más resistencia, su umbral también aumentará. Sea paciente.

Caminar

Los beneficios de caminar

Todos aprendemos a caminar desde pequeños, así que, a esta altura, ya tiene décadas de experiencia con este "medicamento milagroso". Todos coincidimos en que esta es la mejor forma de hacer actividad diaria.

Muchos estudios confirman los beneficios que caminar tiene en la salud. Un ejemplo interesante de esto es el Harvard Nurses' Health Study, en el que se estudiaron los hábitos de salud de más de 200,000 mujeres durante más de 30 años. En este estudio quedó demostrado que caminar a un ritmo moderado durante un promedio de 30 minutos diarios disminuye el riesgo de desarrollar enfermedades cardíacas, de sufrir un accidente cerebrovascular o desarrollar diabetes entre un 30 % y un 40 %, y disminuye el riesgo de contraer cáncer de mama entre un 20 % y un 30 %.

Si estas estadísticas no son suficientes para que adopte el hábito de caminar, le damos algunos datos adicionales:

Caminar ayuda a bajar la presión arterial, mejora el equilibrio y la fuerza de los huesos (por lo que reduce también la probabilidad de caerse y fracturarse), contrarresta los efectos de los genes que promueven el aumento de peso, mejora la calidad del sueño, mejora el estado de ánimo y agudiza la capacidad de razonar. Lo mejor de todo es que caminar es una actividad que no tiene efectos negativos en las rodillas ni en el resto del cuerpo.

Considere lo siguiente: un estudio de 8 años de duración realizado en más de 70,000 mujeres demostró que tanto las caminatas rápidas como el ejercicio intenso reducen de forma considerable la incidencia de infarto. Más aún, incluso la actividad leve a moderada, con un mínimo de una hora por semana, se asoció con una disminución de las tasas de enfermedades cardíacas. Todos podemos hacerlo. Si aumenta la cantidad de ejercicio a 30 minutos por día, el riesgo de muerte prematura se reducirá de forma considerable en comparación con las personas que no hacen ejercicio.

Cómo establecer objetivos para su programa de caminata

Su objetivo debe ser poder caminar 30 minutos cada día con un ritmo "moderado" o "decidido". Piense en el ritmo con el que caminaría a una reunión si llegase unos minutos tarde; un ritmo que le permitiría mantener una conversación, pero con algo de dificultad. De esta forma, aumentará la frecuencia cardíaca y experimentará los beneficios de realizar actividad aeróbica.

¿Qué es la actividad aeróbica? Muchas veces nos referimos a la actividad aeróbica como "cardio", término que implica una actividad ligera que estimula y refuerza el corazón y los pulmones, por lo que mejora la oxigenación del cuerpo.

Cómo comenzar un programa de caminata

Las Pautas de actividad física del Department of Health and Human Services (Departamento de Salud y Servicios Humanos) de Estados Unidos recomiendan que los adultos realicen 150 minutos de ejercicio aeróbico moderado cada semana, y nuestro deseo es que este sea su objetivo final. Sin embargo, en el caso de que no haya realizado ejercicio de forma periódica, le recomendamos que comience de a poco y realice controles con su médico a medida que avance. Comience por realizar caminatas moderadas o a paso decidido de entre tres y cinco minutos por día. El ritmo recomendado es de entre 3 y 3.5 millas por hora, a fin de llevar la frecuencia cardíaca a los niveles deseados. Asegúrese de realizar actividades de precalentamiento y elongación después del ejercicio durante dos o tres minutos.

Una vez completada la primera semana del programa de caminata, sume cinco minutos de caminata con un ritmo decidido, y repita esta medida cada semana hasta llegar a 20 minutos de caminata con ritmo decidido (con cinco minutos adicionales de calentamiento y cinco minutos de elongación después del ejercicio). Si prefiere contar los pasos que da en lugar de medir el tiempo, le recomendamos que comience con 3,000 pasos y aumente la cantidad de pasos hasta llegar a 10,000 pasos por día.

A continuación, le sugerimos algunas formas de alcanzar los 30 minutos de caminata diarios:

- Camine un poco después de la cena o el almuerzo.

- Utilice el transporte público y bájese una parada antes o después de la habitual.

- Camine antes de concurrir al trabajo o hacia el trabajo, en caso de que sea posible (lo mismo para regresar a su hogar).

- Pida a un familiar o vecino que camine con usted.

- Pasee a su perro u ofrézcase a pasear el perro de un vecino.

- Tome el camino más largo cuando camine a cualquier lado (incluso en el centro comercial).

- Únase al grupo de caminatas matutinas de su centro comercial (comuníquese con el establecimiento para obtener información sobre el horario de esta caminata).

- Vaya a la escuela primaria o secundaria local y camine alrededor de la pista.

Es importante recordar que obtendrá grandes beneficios incluso si no logra alcanzar este objetivo. ¡Cualquier actividad adicional que realice significará un *paso* en la dirección correcta! A modo de resumen, los beneficios de caminar a diario son los siguientes:

- Disminución de la presión arterial

- Reducción del riesgo de desarrollar enfermedades cardíacas y ciertos tipos de cáncer

- Aumento de la fuerza y flexibilidad de las articulaciones y los músculos

- Aumento de la fuerza de los huesos

- Aumento de la energía

- Mejora de la calidad del sueño

Cómo vestirse: vístase con prendas cómodas y seguras

Vístase en función del clima y asegúrese de llevar calcetines y calzado adecuados y un top que le brinde sujeción. Elija prendas que tengan buen calce, le resulten cómodas y no sean ceñidas ni irriten. Walmart, Kmart, Target y otras tiendas de segunda mano venden indumentaria deportiva de buena calidad. Simplemente trate de no ahorrar en calzado deportivo. Un buen calzado la ayuda a mantener el equilibrio y brinda contención a los tobillos, las rodillas y la espalda. Además, contribuye a que no sienta dolor en los pies, lo cual es sumamente importante. Necesita los beneficios que un programa de caminata aporta a su salud, y por este motivo debe adquirir el mejor calzado que pueda costear.

Consejos de seguridad

Queremos resaltar esto nuevamente:

Si sale a caminar en climas calurosos, vístase con indumentaria ligera y de colores claros.

No olvide ponerse protector solar y usar gafas de sol.

Nunca salga sin celular.

Si sale a caminar después del atardecer, use indumentaria reflectante o lleve un prendedor con luz o una linterna.

Asegúrese de informarle a alguien a dónde y cuándo saldrá a caminar y a qué hora espera volver. ¡Mucha gente olvida este paso!

Busque que un familiar o amigo la acompañe para que la caminata sea más placentera y segura.

Procure respetar las normas viales: utilice las aceras o sendas y obedezca las señales de tránsito.

Si camina por carreteras rurales o suburbanas, hágalo de frente al tránsito (a menos que camine en una pendiente o en un camino con curvas con poca visibilidad) de modo que pueda ver los vehículos y tener tiempo para salir del camino si fuera necesario.

Camine siempre por lugares conocidos donde sabe que estará segura.

Aprenda a controlar su frecuencia cardíaca

Como ya hemos mencionado anteriormente, es importante obtener la aprobación de su médico o enfermero antes de comenzar cualquier rutina de ejercicio. Una vez que tenga su aprobación, necesitará aprender a controlar su frecuencia cardíaca para asegurarse de aprovechar el ejercicio al máximo. Si nunca ha hecho ejercicio, es posible que no esté acostumbrada a la sensación que se siente cuando el corazón funciona con mayor demanda de capacidad. Puede que sienta que está haciendo mucho ejercicio al subir y bajar escaleras o recorrer el centro comercial, pero, a menos que controle su frecuencia cardíaca de forma adecuada, no lo sabrá con seguridad. Tal vez le está imponiendo demasiado esfuerzo al corazón, o demasiado poco, sin siquiera saberlo. Esto depende de factores físicos como el peso, el estado de salud general, la condición de los músculos y la presión arterial.

Sepa qué grado de esfuerzo le impone al corazón

No puede determinar con seguridad qué grado de esfuerzo le impone al corazón solo en función de cuánto suda. Incluso cuando se ejercitan al mismo nivel de intensidad, algunas mujeres sudan mucho mientras que otras apenas lo hacen. El monitoreo cardíaco calcula la intensidad del ejercicio mediante el recuento de pulsaciones por minuto (PPM). El ejercicio hace que el corazón lata más rápido, de modo que trabaja con mayor esfuerzo para llevar más cantidad de sangre y oxígeno a los músculos durante el ejercicio.

Para que el ejercicio sea seguro, debe mantenerse dentro de la "zona" entre el 50 % y el 85 % de su *frecuencia cardíaca meta máxima,* que se define como la frecuencia cardíaca máxima absoluta que debe experimentar durante el ejercicio en función de su edad. Como regla general, su frecuencia cardíaca máxima es de aproximadamente 220 menos su edad.

A menos que sea una atleta profesional entrenada, su frecuencia cardíaca no debe alcanzar nunca el valor máximo. Como la frecuencia cardíaca está relacionada con la edad y como el corazón trabaja a una frecuencia un poco más baja a medida que envejecemos, la zona de frecuencia cardíaca meta por minuto disminuirá cada año. A continuación, le mostramos una tabla* para ayudarla a determinar su zona de frecuencia cardíaca meta con un recuento de pulsaciones por minuto:

Edad	Zona de frecuencia cardíaca meta	Frecuencia cardíaca máxima
20	100-170 PPM	200 PPM
30	95-162 PPM	190 PPM
35	93-157 PPM	185 PPM
40	90-153 PPM	180 PPM
45	88-149 PPM	175 PPM
50	85-145 PPM	170 PPM
55	83-140 PPM	165 PPM
60	80-136 PPM	160 PPM
65	78-132 PPM	155 PPM
70	75-128 PPM	150 PPM

Conocer sus valores la ayudará a determinar con cuánta intensidad debe ejercitarse y cuándo se está sobreexigiendo o necesita exigirse más. Al comenzar su régimen de ejercicio, comience por el valor más bajo de la zona de frecuencia cardíaca y, a medida que adquiera resistencia y agregue

---

* Fuente: American Heart Association www.heart.org/HEARTORG/HealthyLiving/PhysicalActivity/ FitnessBasics/Target-Heart-Rates_UCM_434341_Article.jsp#.WZ8iqz6GPmF (artículo en inglés sobre la frecuencia cardíaca ideal).

intensidad a su ejercicio, intente alcanzar el valor más alto de la zona de frecuencia cardíaca.

Cómo medir las PPM

Cada pulsación en la muñeca es una pulsación de su corazón. La forma más sencilla y precisa de contar las pulsaciones por minuto del corazón es controlar el pulso de la muñeca. Coloque los dedos índice y mayor en la cara interior de la muñeca de la mano opuesta. Mantenga los dedos allí presionando levemente durante 15 segundos y cuente las pulsaciones. Multiplique ese número por cuatro y el resultado será sus PPM.

Controle el pulso varias veces durante la sesión de ejercicio.

Entrenamiento de fuerza y flexibilidad

Como ya sabemos, la actividad aeróbica es esencial para la salud del corazón. Sin embargo, para asegurarse de que este nuevo programa de ejercicios está diseñado para mejorar su salud general, es importante sumar entrenamiento de resistencia, o fuerza, así como ejercicios de flexibilidad a su rutina semanal. Esto la ayudará a desarrollar masa muscular, fortalecer los huesos y mejorar el metabolismo. El entrenamiento de fuerza suma más beneficios a los que aporta el ejercicio aeróbico. Es importante incluir entre 20 y 30 minutos de entrenamiento de fuerza y flexibilidad en su rutina de ejercicio al menos dos veces por semana.

Para comenzar su programa de fuerza y flexibilidad, necesitará algunos elementos básicos:

Equipo

Tapete de ejercicio o yoga: realizar los ejercicios sobre una superficie suave hará que se sienta más cómoda. Puede comprar un tapete en cualquier tienda de descuentos o de equipo deportivo.

Pesas: ¡muchos ejercicios de fuerza pueden realizarse sin equipo! Puede realizar planchas, flexiones, flexiones contra la pared, sentadillas, abdominales y muchos otros ejercicios con solo su propio peso corporal. Pero si desea utilizar pesas en su entrenamiento de fuerza, le recomendamos que utilice dos mancuernas (de entre dos y cinco libras cada una). Si no tiene mancuernas, tome dos botellas de un litro vacías y llénelas con agua o arena. Mejor aún, utilice dos botellas de plástico de medio galón de leche (que tienen asas, lo que las hace más fáciles de sostener y manipular). Si desea reducir el peso, reduzca la cantidad de agua o arena que coloca dentro de las botellas; puede volver a agregarla a medida que gane fuerza.

Si decide utilizar mancuernas, no dude en comprarlas. No necesita comprar equipo nuevo; puede adquirirlas en tiendas de equipo deportivo usado o en tiendas de descuento. Para comenzar, establezca un límite de cinco libras cada una. Es posible que no le parezcan lo suficientemente pesadas, pero una vez que haya realizado varias repeticiones, ¡verá que sí lo son!

Bandas de resistencia: estas bandas elásticas ofrecen resistencia al estirarse. Puede adquirir estas bandas en cualquier tienda de equipo deportivo.

Para obtener sugerencias de ejercicios simples de fuerza que puede hacer prácticamente en cualquier lugar y sin más equipo que una silla y su propio peso corporal, consulte el Anexo B: Ejercicios de fuerza y flexibilidad.

Ejercicios de flexibilidad

La elongación es una parte importante de cualquier rutina de ejercicio. Le recomendamos realizar ejercicios de flexibilidad que involucren todos los grandes grupos de músculos del cuerpo: parte superior (hombros, pecho, brazos) e inferior (glúteos, aductores, isquiotibiales, cuádriceps y gemelos). En el Anexo B, le damos algunas sugerencias de ejercicios de flexibilidad para cada uno de estos grandes grupos de músculos.

Moverse: solo 10 minutos por vez

Incluso si es una aficionada con experiencia en rutinas de ejercicio, es posible que encuentre más posibilidades de moverse más durante el día si las busca. El objetivo es aprovechar todas las oportunidades de poner el cuerpo *en movimiento* en lugar de permanecer quieta o sentada. Permanecer sentada durante mucho tiempo puede ser dañino para la salud, incluso si realiza ejercicio de forma periódica. A continuación, le ofrecemos algunas sugerencias, que esperamos que la hagan reflexionar más sobre las distintas formas de agregar movimiento a su rutina diaria:

- Aparque el coche más lejos de su oficina, el banco, la tienda, etc.

- Camine por la habitación mientras habla por teléfono o mira la TV.

- Párese y dé unos pasos en el lugar con cada publicidad.

- Use las escaleras en lugar del elevador o bájese uno o dos pisos antes (o más, si es posible) y suba el resto de los pisos por las escaleras.

- Camine en la escalera mecánica o en las aceras móviles; no se quede parada.

- Utilice el baño ubicado un piso más abajo o más arriba en el lugar de trabajo y tome las escaleras.

- Levántese del escritorio al menos una vez cada hora para estirar las piernas durante un minuto o más.

- Realice trabajos en el jardín durante algunos minutos (quite malezas, rastrille el terreno o barra la acera).

Recuerde hidratarse

Es muy importante asegurarse siempre de tomar suficiente agua, pero recuerde tomar aún más durante las sesiones de ejercicio. El cuerpo puede deshidratarse por muchos motivos. El sudor es la causa principal de deshidratación durante las sesiones de ejercicio, pero también puede deshidratarse cuando hace frío y no suda. El ejercicio hace que el cuerpo se deshidrate independientemente de la temperatura.

Por eso, asegúrese de tomar un vaso de ocho onzas de agua aproximadamente 10 minutos antes de caminar o ejercitarse, y otro vaso o dos cuando termine, independientemente de la estación o la temperatura. Además, adopte el hábito de llevar consigo una botella de agua para tomar durante el día, independientemente de la temperatura y sin importar dónde esté, para mantenerse hidratada.

Elija un momento y lugar específicos para realizar ejercicio

Elija un momento del día que le resulte conveniente y en el que no se sienta presionada por el tiempo. Si realiza ejercicio en el interior, encuentre un lugar donde tenga el espacio suficiente para levantar peso y donde su "equipo de ejercicio" esté todo junto. El objetivo es que la actividad sea sencilla y que encuentre la menor cantidad de obstáculos posible. Debe poder caminar hasta el espacio de ejercicio designado y comenzar a ejercitarse. Tal vez pueda hacerlo frente a la TV. En este caso, considere la posibilidad de realizar ejercicio mientras mira su programa favorito. Haga lo que sea necesario para que este momento sea lo más placentero posible.

Existen muchos videos y libros que la ayudarán a diseñar una rutina de ejercicios personalizada. Recomendamos el libro Mayo Clinic Fitness for Everybody (Ejercicio para todos de Mayo Clinic), que contiene 150 ejercicios sencillos con ilustraciones y está disponible en la tienda en línea www.amazon.com o en el sitio de publicaciones de Mayo Clinic www.bookstore.mayoclinic.com.

Lleve un registro de su progreso

Llevar un registro de su progreso será un recurso invaluable que la ayudará a recorrer el camino hacia un corazón saludable. No solo podrá releerlo y ver cuán lejos ha llegado, sino que también le resultará más sencillo establecer objetivos realistas a medida que avanza con el programa de ejercicio. Llevar un registro la animará a avanzar y enorgullecerse de sus logros. Hay muchas formas distintas de registrar su progreso; elija la que mejor se adapte a sus necesidades. A continuación, le ofrecemos algunos ejemplos de cómo llevar un registro:

Su diario

Utilice su confiable diario. Agregue una sección donde lleve un registro de su progreso en el entrenamiento de fuerza y anote las repeticiones que realiza de cada ejercicio, de modo que pueda aumentar el número de repeticiones (hasta llegar a 10 o 12) o la cantidad de peso que utiliza (si utiliza mancuernas o peso en los tobillos o las muñecas).

Durante las caminatas, puede resultarle útil utilizar un podómetro o descargar una aplicación en su teléfono para contar los pasos que da. Recuerde que estará contando los pasos que da durante todo el día, no solo los que da durante las caminatas. En las escaleras, de camino a la cocina o el baño, en el recorrido hasta el coche, todos esos pasos suman.

Intente dar unos 3,000 pasos por día al comienzo, y aumente la cantidad de pasos de a poco hasta llegar a 10,000 (alrededor de cinco millas) por día. (A modo de cálculo, entre 2,200 y 2,300 pasos constituyen una milla).

También puede descargar un diario de caminata o una plantilla de ejercicio de Internet. Busque "registro de caminata gratuito" o "registro de ejercicio"; esto la redireccionará a muchos sitios web donde puede elegir el formato de registro o diario que prefiera, imprimirlo a modo de plantilla en blanco e insertarlo en su diario. Si no está familiarizada con la computación, pídales a sus hijos o amigos que la ayuden. ¡Puede que los inspire a ellos también!

De forma electrónica

Llevar un registro de sus caminatas puede resultar muy sencillo si utiliza un rastreador de actividad, un podómetro o un reloj inteligente, o si simplemente utiliza una aplicación que lleve un registro electrónico por usted. Todo lo que necesita es configurar la aplicación o el dispositivo una vez. Si desea comprar un rastreador de actividades pero no está segura de cuál es el adecuado para usted, continúe leyendo y pruébelos en las tiendas departamentales, de equipo deportivo o de electrónica.

El mejor impulso para ponerse en forma o seguir caminando es el rastreador. Tal vez haya visto aquellos brazaletes de colores brillantes con luces reflectantes en las muñecas de otras personas. Un rastreador elemental (que suele costar entre $50 y $100) está preconfigurado con un objetivo de 10,000 pasos, o cinco millas, por día. Sin embargo, puede ajustar el número y establecer más o menos pasos, según su estado físico. Estos dispositivos suelen ser un elemento motivante y pueden valer cada centavo. Además de contar los pasos, estos rastreadores elementales pueden monitorear la cantidad de horas de sueño y llevar un registro de las calorías y las onzas de agua consumidas. Los modelos más sofisticados envían alertas por correo electrónico o mensajes de texto, muestran la hora, monitorean la frecuencia cardíaca y cuentan la cantidad de escalones subidos o bajados o los largos nadados. El Apple Watch, el más costoso de su categoría, es casi tan inteligente como un teléfono celular. No obstante, un podómetro elemental funciona a la perfección si su objetivo es simplemente contar los pasos dados.

Si opta por llevar un rastreador de ejercicio, podrá llevar un registro preciso no solo de cuántos pasos ha dado sino también de la duración e intensidad del movimiento. De esta forma, sabrá qué porción de la caminata fue moderada y decidida y qué porción fue más leve.

Estos dispositivos eliminan cualquier factor de azar y llevan un registro de su movimiento, pero no trabajan por usted. Lo que pueden hacer, no obstante, es motivarla y hacer que avance en su programa de ejercicio. Lo que los rastreadores y las aplicaciones pueden hacer, algo que los podómetros no pueden, es llevar un registro de su actividad diaria, monitorear su progreso y premiarla cuando cumple sus objetivos. Además, algunos dispositivos más modernos le dan "premios" cuando cumple o supera sus objetivos.

¿Es una persona social? Algunos rastreadores o aplicaciones móviles le permiten incorporar elementos de las redes sociales para que usted y sus amigos, colegas o familiares puedan llevar su registro en un sitio web grupal donde se publicará el progreso de cada miembro. Si no se siente cómoda con el hecho de que la gente pueda ver su progreso, puede medirlo en comparación con extraños que se han registrado pero desean permanecer en el anonimato como usted. Esta competencia amistosa puede ser un factor sumamente motivante.

Si ya tiene un teléfono celular y no quiere adquirir otro dispositivo por cuestiones económicas o de practicidad, descargue una de las muchas aplicaciones gratuitas disponibles. Muchas tienen funcionalidades de monitoreo similares a las de los rastreadores de actividad, y algunas son más sofisticadas que otras. No tema probar aplicaciones diferentes hasta encontrar la que mejor se adapte a sus necesidades.

Si el aspecto de colores lisos de los brazaletes de goma no le resulta atractivo, ¡tenemos buenas noticias para usted! Explore en Internet y encuentre brazaletes con colores y diseños hermosos adaptables a muchas variedades de rastreadores a un precio más que accesible. Algunos son más sofisticados en su diseño y tienen el mismo aspecto que los brazaletes de joyería, por lo que podrá llevarlos incluso con los atuendos más formales. ¿Quién lo hubiera pensado?

Una vez que se vuelva adicta a la retroalimentación positiva que recibirá del dispositivo, le resultará difícil dejar de usarlo. Las veinticuatro horas al día, este pequeño dispositivo logrará motivarla y llevará un registro de cuántas horas duerme, cuántas millas recorre, cuántas calorías consume y quema, cuántas libras ha perdido y cuánto le falta para alcanzar su peso ideal, e incluso la recompensará cuando alcance sus objetivos diarios o a largo plazo. Si le cuesta encontrar la motivación necesaria para ejercitarse, un rastreador de actividad puede resultarle sumamente útil. Si es una persona competitiva, subirá la vara y establecerá objetivos más ambiciosos. No importa cómo lo vea, estos dispositivos facilitan el recorrido hacia una vida más activa y saludable.

En resumen, sea cual sea el dispositivo que elija, o ya sea que prefiera utilizar el tradicional diario, usted será la responsable de recorrer esas millas. Así que, ¡comience a moverse hoy mismo!

Otros tipos de ejercicio

Si bien este capítulo está centrado en las caminatas y el entrenamiento de fuerza y flexibilidad, existen muchos otros tipos de actividades que son una excelente forma de ejercitarse. Correr, nadar, andar en bicicleta, remar, jugar al tenis, patinar, esquiar y jugar al básquetbol son solo algunas de las actividades aeróbicas que contribuyen a un corazón más saludable. Aprenda a controlar su pulso mientras practica estas actividades para asegurarse de que se encuentra en la zona de frecuencia cardíaca deseada.

Resumen

El consejo más importante que debe llevarse de esta sección es que **cualquier tipo de actividad o movimiento que sume a su rutina diaria la ayudará a tener un corazón saludable.** Si no solía incluir el ejercicio como parte de su régimen diario, incorpórelo y avance poco a poco hasta alcanzar el objetivo de 30 minutos de actividad aeróbica moderada cada día, con ejercicios de fuerza y flexibilidad adicionales dos veces por semana. Comience de a poco y progrese gradualmente de a un día por vez. Lleve un registro de su progreso y determine qué métodos le resultan útiles y cuáles no. Más importante aún, disfrute y, mejor aún, ¡siéntase orgullosa de usted misma!

A continuación, pasaremos a la Semana 3, donde le enseñaremos cómo comer de forma *Heart Smart*.

S: Sustituya su dieta habitual con una dieta saludable para el corazón

Ya que la alimentación es una cuestión tan importante para mantener una buena salud cardiovascular, la Semana 3 se presenta en dos partes. Hemos separado las pautas básicas para una mesa saludable de las reglas para una alimentación saludable, tanto en el hogar como afuera.

Parte 1: Mesa saludable

En la Semana 3, su cocina se encuentra en buenas condiciones y el ejercicio se está volviendo parte de su vida diaria. Ahora pasemos al tema que nos interesa a todos: comer. En la primera sección, nos enfocamos en las reglas básicas para una alimentación saludable y cómo hacerlo sin privarse de sus comidas favoritas. Verá cuán fácil es comer con moderación y preparar comidas familiares o tradicionales de manera saludable. También aprenderá qué comidas son las mejores para mantener una buena salud y el cuerpo satisfecho.

Alimentación saludable:
Comer para vivir, no vivir para comer

Todos necesitamos comer para vivir, pero cuando vivimos para comer, estamos en problemas. Sin embargo, comer para vivir implica saber elegir comidas sabrosas que tengan la cantidad adecuada de calorías y que sean óptimas para mantener una presión arterial y las arterias saludables, además de controlar cualquier afección de salud que tengamos, como diabetes, problemas cardíacos u obesidad.

Puede que parezca sencillo, pero si ya tiene problemas de salud, probablemente tenga una relación complicada con la comida que no le permite hacer elecciones saludables. Nuestra salud depende de los alimentos que elegimos poner en nuestros cuerpos. Lo que comemos puede dañar nuestra salud o mantenernos saludables. No existe medicamento en el mundo que pueda contrarrestar los efectos de una mala alimentación, pero una vez que sepa los conceptos básicos para hacer elecciones saludables de alimentación, estará bien encaminada para tener una buena salud cardiovascular.

Por qué comer es emocionalmente complicado

Muchos de nosotros venimos de familias que equiparan la comida con el éxito y la felicidad. Todos tuvimos una madre, una abuela o una tía que no se quedaba conforme hasta que comiéramos todo lo que había en nuestro plato, tuviéramos hambre o no. Puede que le hayan contado historias de niños hambrientos que darían cualquier cosa por la comida que quedaba en su plato. O tal vez aprendió a usar la comida como "medicina": un helado, una porción de torta o un dulce para aliviar la tristeza. Para la soledad, nada mejor que un plato de pasta o una pizza de *pepperoni*. Todos tenemos nuestros favoritos tradicionales, que solemos comer en grandes porciones y que no siempre se cocinan de manera saludable. Las relaciones complicadas con la comida son comunes, y recién cuando crecemos comprendemos las consecuencias que tiene para la salud no prestar atención a lo que comemos.

Nuestro objetivo no es analizar todas las fuerzas psicológicas que entran en juego en lo que respecta a nuestros hábitos de alimentación. Pero podemos ayudarla a preparar, servir y comer alimentos familiares y gratificantes de maneras más saludables y en menores porciones, lo que ayudará a mejorar y mantener su salud cardiovascular.

Su nueva aventura

Ha escuchado estas reglas antes: coma alimentos integrales, siga dietas basadas en vegetales, no coma alimentos ultraprocesados, no coma frituras, elimine el azúcar agregada y reduzca la ingesta de grasa. Sin embargo, poner estas reglas en práctica requiere costumbre. Cocinar de acuerdo con estas nuevas reglas implica que algunas de sus comidas favoritas tal vez no sepan igual, pero confíe en nosotros: se acostumbrará a los nuevos sabores, tamaños de porciones y formas de cocción. Una vez que comience a notar una diferencia en la manera en que se siente y luce, nunca volverá a los viejos hábitos.

Comer de manera saludable en todas las comidas: Siete pasos básicos

1. Evitar la segunda porción

Independientemente de lo saludable que sea la dieta, si come demasiado aumentará de peso. Entonces, desde ahora en adelante, sus dos consignas son: *moderación* y *equilibrio*.

Hoy en día, es más fácil comer en exceso porque los tamaños de las porciones han aumentado con los años. Por ejemplo, en los 70, las gaseosas se vendían en botellas de 8 onzas. Con el tiempo, el tamaño de la porción aumentó a 12 onzas y luego a 20 onzas, un incremento de más de 145 calorías. En 1990, un pan tipo bagel promedio medía 3 pulgadas de diámetro (y tenía aproximadamente 145 calorías). Hoy en día, el bagel promedio tiene de 5 a 6 pulgadas de diámetro (y aproximadamente 350 calorías), más del doble de calorías que su versión original. El problema es que estas grandes porciones ahora parecen normales.

Cuando coma en su casa, coloque una porción de tamaño moderado en su plato sobre la mesada de la cocina y no regrese para buscar otra. Cuando coma afuera, consuma solo una porción razonable y pida una bolsa para llevar el resto. Tendrá la comida para el día siguiente.

Desde este momento, debe prestar atención al tamaño de sus comidas y al espacio que ocupa en su plato cada alimento. De esta manera, no necesitará pesar los alimentos ni calcular las calorías cada vez. (Consulte el Anexo G para conocer algunas maneras sencillas y divertidas de medir a ojo porciones saludables de diversos alimentos). Desarrollará esta habilidad rápidamente y la ayudará a controlar las porciones en el hogar y a comer menos cuando salga.

2. Comer diversos alimentos de origen vegetal e integrales

Las frutas, los vegetales, los cereales y las legumbres suelen tener un bajo contenido de grasa y colesterol además de ser excelentes fuentes de fibra, carbohidratos complejos, vitaminas y minerales. Los frutos secos y las semillas son también alimentos nutritivos de origen vegetal que tienen alto contenido de fibra, vitaminas, minerales, proteínas y grasas saludables. No obstante, no olvide que la nutrición que obtiene de los alimentos de origen vegetal depende de la forma de cocción. Por ejemplo, freír vegetales convierte un alimento saludable en uno no saludable.

Al preparar la cena, asegúrese de que la mayor parte de su plato esté ocupada por alimentos de origen vegetal. Recuerde que el arroz integral es mejor que el blanco, los granos integrales son mejores que los refinados, los vegetales cocinados levemente al vapor son mejores que los cocinados en exceso y las ensaladas de hojas verdes siempre son una opción saludable (siempre y cuando controle la cantidad de aderezo o lo evite completamente).

Las frutas y los vegetales tienen un alto contenido de fibra que es buena para el tracto digestivo, e ingerirla puede ayudarla a reducir el colesterol. La fibra es la parte de la planta que no se puede digerir, pero absorbe muchas veces su peso en agua, lo que genera heces más blandas y abundantes. Una dieta rica en fibra mantiene los alimentos en movimiento en el sistema digestivo y da una sensación de saciedad con mucha menos cantidad de comida. Los alimentos fibrosos requieren que mastique más, lo que ralentiza el ritmo de ingesta. Cuanto más lento coma, menos cantidad ingerirá ya que el cerebro necesita tiempo para recibir el mensaje de que el estómago está lleno. Aunque siempre es importante beber suficiente agua, es doblemente importante hacerlo al comer alimentos ricos en fibra para evitar la constipación.

Hay dos tipos de fibra:

Fibra soluble. Este tipo de fibra se descompone parcialmente en el agua y puede ayudar a reducir el colesterol. La avena, el salvado de avena, la cebada, los frutos secos, las semillas, las legumbres (como todos los frijoles secos y las lentejas) y las frutas contienen fibra soluble. Evite los jugos de naranja, pomelo, tomate, etc. y coma la fruta o el vegetal entero.

Fibra insoluble. Este tipo de fibra no se puede descomponer en agua y no reduce el colesterol, pero aun así es importante para su dieta, ya que promueve el funcionamiento normal de los intestinos. Los granos integrales, como los que se encuentran en el pan integral, el arroz integral, el trigo burgol, o cualquier otro grano cuyo salvado y germen no se hayan eliminado en la elaboración, contienen fibra insoluble y son una gran fuente de nutrientes.

Muchos vegetales también contienen fibra insoluble. La zanahoria, el calabacín, el apio, el tomate, el brócoli, la calabaza, el zapallo, el pepino, el repollo, el repollito de Bruselas, el nabo y la coliflor frescos o congelados son buenas opciones. Evite los vegetales enlatados, especialmente si tiene presión arterial alta, debido a su alto contenido de sal. Si no es posible, compre la marca que indique que tiene bajo contenido de sal o enjuáguelos bien antes de consumirlos.

Aumente la cantidad de fibra insoluble en su dieta seleccionando granos envasados, como pan y panecillos ingleses hechos de granos integrales (trigo y avena integral, etc.). Si en la etiqueta no se menciona específicamente que el ingrediente principal es granos integrales, no lo compre.

3. Establecer los lunes sin carne y comer pescado dos veces por semana

El movimiento "lunes sin carne" es una forma fácil de reducir la ingesta de proteínas con alto contenido de grasa (como las carnes rojas) y aumentar el consumo de alimentos de origen vegetal que son ricos en antioxidantes y fibra. Simplemente elimine la carne de las comidas un día a la semana. Esto la ayudará a ampliar su repertorio de platos de modo que, con el tiempo, pueda preparar comidas más osadas y sabrosas, sin carne. Pero, mientras tanto, intente al menos evitar la carne un día a la semana.

Si no es de las que disfruta de las comidas vegetarianas, comer pescado es una buena manera de obtener los beneficios de la proteína sin agregar grasa y colesterol a su dieta. El pescado es rico en ácidos grasos poliinsaturados omega 3, que reducen enormemente el riesgo de desarrollar una arteriopatía coronaria. El omega 3 ayuda a reducir las arritmias cardíacas, los niveles de triglicéridos, la acumulación de placa en las arterias y la presión arterial. Todos los tipos de pescado contienen esta grasa saludable, pero el salmón, la caballa, las sardinas, la trucha, las anjovas, el atún blanco y el arenque son especialmente ricos en omega 3. La American Heart Association recomienda comer al menos dos porciones de 3 onzas de estos tipos de pescado por semana para aprovechar los beneficios para la salud.

Una vez más, como con los vegetales, freír el pescado (y agregarle salsas cremosas) disminuye sus beneficios para la salud. Consuma el pescado a la plancha, a la parrilla, al horno o hervido. Agregue un poco de aceite de oliva y condiméntelo con limón y ajo (antes o después de la cocción) para lograr una comida simple, deliciosa y saludable.

4. Comer en el hogar más seguido y reducir la ingesta de alimentos procesados

Nada tiene más prensa hoy día que los riesgos para la salud de comer alimentos procesados. Aunque antes se podían comer solo alimentos no procesados, como carne, pescado, pollo, huevos, frutas y vegetales, actualmente resulta imposible eliminar completamente los alimentos procesados de la dieta moderna. A continuación, damos algunas sugerencias para comer lo más saludablemente posible para el estilo de vida actual. Siga estas pautas y una comida ocasional en un restaurante de comida rápida no implicará un riesgo importante, aunque hasta en estos lugares hoy en día se ofrecen opciones más saludables.

- Coma comidas caseras con la mayor frecuencia posible. De esta manera, controlará el sabor de sus comidas y los ingredientes que llevan.

- Limite el tamaño de sus porciones.

- Apoye el tenedor entre bocados para forzarse a comer más lento.

- Reduzca la ingesta de alimentos altamente procesados. Muchos productos básicos, como el pan, las pastas, los cereales y las sopas, son procesados. Cocine de cero todos los alimentos que pueda y compre las versiones más saludables de los que no pueda cocinar usted mismo.

- Haga que la comida sea un momento de disfrute. Comparta comidas con amigos y familia. Si hay niños en su hogar, intente reunir a todos a la mesa siempre que sea posible y haga que todos dejen los celulares en otra habitación. La interacción humana también es buena para la salud.

- No olvide beber. Beber cualquier tipo de bebida no alcohólica, especialmente agua, agua con gas y otras bebidas no endulzadas, es importante para mantener los órganos en funcionamiento y prevenir la deshidratación.

- Coma alimentos variados. Es cierto que en la variedad está el gusto, así que anímese a probar distintas cosas. Además, sirve de ejemplo para que los niños prueben diferentes comidas y sabores.

- Coma despacio y deténgase cuando se sienta satisfecha. Está bien dejar comida en el plato.

- Coma platos bien equilibrados. Son saludables y gratificantes.

- Elija refrigerios saludables. Cuando necesite un tentempié, elija una fruta en vez de ese panecillo tentador.

5. Reducir la ingesta de sal, azúcar y grasas saturadas

La *sal* es una de las causas principales de la presión arterial alta y otras enfermedades cardíacas relacionadas. Ahora sabemos que reducir la ingesta de sal disminuye el riesgo de ataques cardíacos y accidentes cerebrovasculares. Este es otro motivo para eliminar los alimentos procesados, ya que uno de sus ingredientes principales es lo que se conoce como la sal oculta. Casi el 80 % de la ingesta de sal corresponde a los alimentos procesados. La American Heart Association alienta a los compradores a que se conviertan en detectives de la sal leyendo las etiquetas y comiendo solo alimentos con 140 miligramos o menos de sodio por porción, y nosotros apoyamos esta moción.

Consejos para reducir la ingesta de sal:

- Coma solo alimentos procesados, enlatados o congelados en cuya etiqueta diga "reducidos en sodio", "sin sodio", "sin sal agregada" o "sin sal".

- Coma solo alimentos con un contenido de sodio inferior a los 140 mg o menos por porción, si no puede conseguir una opción sin sal. Tenga en cuenta que el sodio también puede figurar como glutamato monosódico (MSG).

- Coma alimentos cocidos al vapor, al horno, a la plancha y a la parrilla y mantenga las salsas, los aderezos y el queso a un costado. Asegúrese de solicitar estos tipos de cocción cuando coma fuera de casa.

- Evite los condimentos con alto contenido de sodio. Estos incluyen salsa de soja, salsas para filetes y Worcestershire, sales saborizadas, encurtidos, aceitunas, anchoas, chucrut y jugos de tomate y vegetales salados.

- Condimente las comidas con pimienta, ajo, limón o hierbas y especias en lugar de sal. Los condimentos sin sal son adecuados, pero algunos contienen sal, MSG o productos derivados, así que lea la etiqueta.

- Revise la etiqueta de las salsas picantes. La salsa tabasco original roja tiene bajo contenido de sodio, pero muchas salsas picantes no.

- Enjuague con agua las carnes, los vegetales, los frijoles y las alcaparras enlatados para eliminar un poco de sodio.

- Limite o elimine el consumo de carnes curadas, tocino, salchichas, chorizos, fiambres, frutos secos salados y quesos.

- Use la margarina con moderación porque, aunque contiene menos grasa saturada que la manteca y no contiene colesterol, una cucharada tiene en promedio 150 mg de sodio.

El *azúcar* es únicamente calorías vacías sin valor nutricional. El consumo de alimentos y bebidas que contienen grandes cantidades de azúcar está directamente relacionado con un mayor riesgo de desarrollar diabetes tipo 2, lo que aumenta el riesgo de arteriopatías coronarias y accidentes cerebrovasculares. Todos los alimentos y bebidas azucarados tienen un alto contenido de calorías y un bajo contenido de vitaminas y minerales, así que la harán sentirse llena rápidamente pero no la satisfarán. La tentarán a consumir más de lo que necesita.

Necesitamos un poco de azúcar en nuestra dieta, y esta se encuentra de manera natural en los alimentos. Por ejemplo, las frutas tienen fructosa y la leche tiene lactosa, ambas azúcares naturales. El problema se presenta cuando nosotros (o los fabricantes de los alimentos) *agregamos* azúcar. Hoy en día, la mayor parte del azúcar que consumimos proviene de los alimentos procesados, y este es otro motivo para no consumirlos. Tenga en cuenta también que los aderezos para ensaladas sin grasa, las salsas barbacoa, el yogur saborizado, la salsa envasada para pasta, las barras de granola, el kétchup y los cereales endulzados todos contienen azúcar. Tenga en cuenta también que la miel y los jugos de fruta están compuestos de azúcar y que el cuerpo reacciona a ellos de la misma manera que con cualquier otro tipo de azúcar.

La American Heart Association recomienda que las mujeres limiten el consumo de azúcares agregadas a no más de 100 calorías por día, lo que equivale a seis cucharaditas (24 gramos).

Consejos para reducir la ingesta de azúcar:

- No compre ni consuma alimentos que tengan cualquier tipo de azúcar como uno de sus primeros cuatro ingredientes. Tenga en cuenta que el azúcar se menciona en las etiquetas de varias maneras: sacarosa, glucosa, fructosa, maltosa, dextrosa, jarabe de maíz, jarabe de maíz de alta fructosa, azúcar rubia, azúcar cruda, melaza, jugo de fruta concentrado y miel.

- Elimine todas las bebidas azucaradas. Las bebidas carbonatadas azucaradas son la fuente más grande de calorías de la dieta estadounidense. Una lata de 12 onzas de bebida cola contiene más de 9 cucharaditas (39 gramos) de azúcar. Intentar saciar la sed con bebidas azucaradas también significa que beberá menos leche u otras bebidas más saludables (como agua o té verde no azucarado).

- Coma frutas y vegetales enteros en vez de beber solo su jugo. Los jugos y néctares de frutas y vegetales tienen un alto contenido de azúcar (y sodio a veces) y bajo contenido de fibra, y son mucho menos satisfactorios.

- Limite la ingesta de golosinas. Si tiene antojo de algo dulce, elija chocolate negro y coma un pedazo o dos, pero no más. Se ha demostrado que el chocolate negro con 70 % de cacao o más tiene algunos beneficios para la salud, pero solo si se come con moderación. Esa golosina le debe durar algunos días.

Con el paso de los años, las **grasas** han ganado una mala reputación, aunque la verdad es que algunas son esenciales para una dieta saludable. De hecho, del 25 % al 35 % de las calorías diarias deben provenir de grasas saludables. Estas grasas se encuentran en las mantequillas de frutos secos, los aceites vegetales, los pescados grasosos, los frutos secos, las semillas, la palta y las aceitunas. Ayudan al cuerpo a absorber ciertas vitaminas y controlar el apetito, ya que consumir grasas puede hacerla sentir satisfecha y no comer de más. Las grasas saludables también son útiles para evitar las enfermedades cardíacas y determinados tipos de cáncer y para aliviar el dolor causado por la artritis.

Sin embargo, hay algunas grasas que debe evitar:

Grasas saturadas. Esta grasa es enemiga de la salud, ya que aumenta el colesterol malo (conocido como LDL), un factor muy importante para las enfermedades cardíacas y los accidentes cardiovasculares. La American Heart Association recomienda que las grasas saturadas abarquen no más del 5 % al 6 % de la dieta de los adultos. Como dijimos antes, es necesario consumir un poco de grasa para vivir, pero deben ser monoinsaturadas o poliinsaturadas.

Consejos para reducir la ingesta de grasas saturadas:

- Consuma solo cortes magros de carne de vaca, cordero, cerdo y ave sin piel y quite la máxima cantidad de grasa que sea posible de todos los tipos de carne antes de cocinarla.

- Consuma solo productos lácteos descremados (1 %) o sin grasa.

- Quite la grasa de las sopas con carne enfriándolas en la heladera para que la grasa se solidifique y sea más fácil de extraer.

- Sustituya la manteca y la grasa de cerdo o tocino por aceite de canola, oliva o semilla de uva o aceite en aerosol para cocinar y saltear alimentos.

- Cocine los vegetales al vapor o en caldo bajo en sodio o con tomates picados en vez de saltearlos o freírlos.

- Consuma sopas hechas con legumbres con alto contenido de proteínas, como frijoles, judías, lentejas, arvejas y garbanzos, en vez de carne.

- Condimente las ensaladas con vinagre (o limón) y aceite o use una pequeña cantidad de aderezo embotellado para minimizar el consumo de grasa, azúcar y sodio.

- Coma vegetales cocidos al vapor o crudos con un poco de aderezo para ensaladas o salsa de bajo contenido calórico. Se sorprenderá de lo bien que saben.

Grasas trans. Estas son las grasas realmente malas porque aumentan el colesterol malo (LDL) y reducen el colesterol bueno (HDL) haciendo que las plaquetas de la sangre se vuelvan más pegajosas. Las plaquetas pegajosas aceleran la progresión de la aterosclerosis y aumentan el riesgo de ataques cardíacos y accidentes cerebrovasculares. Las grasas trans son un invento de las empresas que fabrican alimentos para hacer que los refrigerios procesados, las papas fritas, las galletas, los productos panificados y otros permanezcan frescos por más tiempo. Estas se componen de grasas poliinsaturadas y monoinsaturadas esencialmente saludables que se alteran mediante un proceso llamado hidrogenación parcial, el cual hace que se solidifiquen a temperatura ambiente. Ya que no se conoce un límite seguro para las grasas trans, trate de evitarlas. Esto debería ser sencillo ya que se encuentran principalmente en los refrigerios. Aunque la manteca no es una grasa trans, recomendamos que limite su consumo.

Una última cosa acerca de las grasas trans: las etiquetas pueden ser engañosas. Los alimentos con menos de 0.5 gramos de grasas trans por porción pueden considerarse *legalmente* libres de grasas trans. Esto significa que si come más de una porción de un alimento con este tipo de etiqueta engañosa, en realidad ingerirá una cantidad importante de grasas trans. Si la etiqueta dice "aceite parcialmente hidrogenado", no lo compre *ni* lo consuma.

Consejos para reducir la ingesta de grasas trans:

- Reemplace las grasas sólidas de su dieta, como margarina, grasa de cerdo y manteca, por aceite de canola, uva u oliva, o aceite en aerosol.

- Sobre las papas horneadas, coloque salsa o crema ácida descremada, yogur o queso cottage, en vez de manteca o margarina.

- Unte una tostada integral o un panecillo con mermeladas de frutas o alguno de los untables mantecosos que se describen arriba, en vez de usar manteca o margarina.

- Hornee sus propias galletas y pasteles utilizando poca grasa y azúcar.

- Limite la ingesta de productos panificados o alimentos horneados que contengan grasas parcialmente hidrogenadas o saturadas, incluidos pasteles, rosquillas, galletas y papas fritas.

Una nota especial sobre la margarina, el aceite, la manteca y los untables mantecosos:

Margarina. Ya que está hecha de aceites vegetales y no contiene colesterol, la margarina es más rica en grasas buenas, es decir, poliinsaturadas y monoinsaturadas, que la manteca. Pero no todas las margarinas están elaboradas de la misma manera y algunas son aún menos saludables que la manteca. Este es, especialmente, el caso de las margarinas hidrogenadas (la mayoría) porque tienen grasas trans. Entonces, a la hora de elegir una margarina, una buena regla para recordar es que cuanto más sólida es, más grasas trans contiene. Por lo tanto, elija siempre las variedades envasadas en vez de los panes sólidos.

Aceites vegetales líquidos. Descarte la grasa de cerdo y tocino y use solo aceites saludables, como los de canola, maíz, cártamo, soja y oliva para cocinar. Estos incorporan no más de 2 gramos de grasa saturada por cucharada.

Manteca. La manteca está hecha de leche, que proviene de animales, y eso significa que, como la carne, puede obstruir las arterias y afectar la salud del corazón. Debe limitar la manteca en su dieta, pero eso no significa que deba resignar el sabor. Existen sustitutos saludables.

Untables mantecosos. Ahora existe una variedad de untables de origen vegetal, además de la manteca y la margarina. Estos productos contienen fitoesteroles, un componente vegetal natural que puede reducir el colesterol malo (LDL) cuando se consume en cantidades recomendadas y como parte de una dieta saludable. Los untables saben bien y pueden usarse para cocinar y hornear.

6. Comer alimentos coloridos

La American Heart Association recomienda "colorear el plato" para prevenir enfermedades cardíacas. Su plato saludable no solo tendrá buen sabor, sino que será agradable a la vista y lo saciará. Esto se hace así:

- Llene su plato con alimentos de los grupos principales priorizando los vegetales coloridos, las frutas y los granos integrales.

- Pruebe diferentes comidas y cocine una gran variedad de vegetales y frutas frescos y congelados disponibles ahora todo el año.

Un nutricionista certificado o su médico pueden ayudarla a determinar cuántas porciones de frutas y vegetales son adecuadas para usted, pero estas son algunas pautas diarias: Como parte de una dieta de 1,800 calorías en total, coma dos tazas de fruta, dos tazas y media de vegetales y seis productos de granos integrales (como pasta, arroz, quínoa, cereal, cuscús o una rebanada de pan integral) por día.

7. Reemplazar las comidas preferidas por versiones más saludables

Hoy en día, no hay motivos para privarse de lo que a uno le gusta para comer de manera saludable. Lo que haya comido en el pasado puede haberle causado problemas de salud, pero aún puede seguir disfrutando de los mismos sabores en versiones más saludables. Si bien algunas de estas sustituciones pueden no saber exactamente igual al principio, confíe en nosotros: no son tan diferentes y son muy ricas. También serán mejores para su familia. En este capítulo, ya hemos sugerido alternativas más saludables para algunas comidas, pero en la página siguiente hay algunas sugerencias adicionales.

En lugar de...	Pruebe...
Quesos blandos grasos y enteros (por ejemplo, colby, cheddar, brie, Velveeta, pimiento y la mayoría de las variedades envasadas y en fetas)	Variedades sin grasa, al 1 % o de soja (se pueden consumir, de manera ocasional, cantidades pequeñas de queso entero)
Productos lácteos grasos y azucarados (leche, helado, yogur, queso cottage, queso crema)	Productos sin grasa, con bajo contenido de grasa o de soja
Crema de trigo o farina	Avena regular o irlandesa (no instantánea)
Mayonesa	Variedades dietéticas o con bajo contenido de azúcar
Aderezo para ensaladas listo para consumir	Aderezos reducidos en calorías, aderezos sin grasa o caseros con aceite y vinagre o jugo de limón y hierbas
Papas blancas	Camotes o batatas
Huevos	Clara de huevo o sustitutos de huevo
Arroz blanco	Arroz integral

En lugar de...	Pruebe...
Cereales con azúcar	Cereales de salvado o integrales con poca azúcar
Azúcar blanca	Sustitutos naturales del azúcar con moderación Una cantidad reducida de azúcar para hornear y cocinar; sustituir con fruta
Gaseosas (incluso dietéticas), jugos de frutas, néctares	Agua común, gasificada, saborizada, o té helado sin azúcar
Pasta	Pastas integrales o vegetales
Frutos secos salados	Almendras, castañas de cajú, pacanas o nueces
Carne de vaca y cerdo	Pescado, pollo sin piel, tofu, frijoles o cortes magros de carne de vaca o cerdo
Mantequilla	Untables blandos mantecosos (sin grasas trans) Aceite de oliva (queda genial sobre tostadas de salvado)

Parte 2: Comida saludable en el hogar y fuera de casa

Ahora pongamos en práctica sus conocimientos acerca de los alimentos. Algunas reglas pueden diferir cuando cena afuera, ya que es posible que deba tomar decisiones en el momento y hacer sustituciones de lo que hay en el menú. En este aspecto, comer en restaurantes presenta un mayor desafío que cocinar. Algunos contenidos que lea en este capítulo reforzarán lo que aprendió en los capítulos anteriores, ya que algunas reglas se repiten. ¿Está preparada?

Presentación del nuevo plato

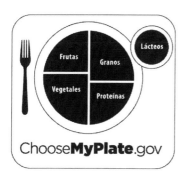

Ya sea que coma en casa o en un restaurante, así debe verse un plato. Este gráfico simple fue diseñado por el Departamento de Agricultura de los Estados Unidos (USDA) para recordar a los estadounidenses lo sencillo que es comer de manera saludable. Entonces, a partir de este momento, debe equilibrar las elecciones de alimentos y evitar las porciones grandes.

- **La mitad del plato** se completa con frutas y vegetales. La proporción de cada cual depende de usted. Solo asegúrese de que sus elecciones ocupen la mitad del plato.

- **Un cuarto del plato** se completa con proteína magra: carne, pollo sin piel, pescado o tofu.

- **Un cuarto del plato** contiene batatas, arroz integral o granos enteros.

- **La copa de 8 onzas** contiene agua, leche descremada, agua con gas o saborizada, té helado sin azúcar o alguna otra bebida sin calorías y sin azúcar.

Tamaños de las porciones

Los platos pueden ser de diversos tamaños, lo que hace que sea difícil determinar un tamaño de porción adecuado. Para obtener información específica acerca de cuánta comida se considera una porción saludable, hemos proporcionado una guía en el Anexo G.

Sugerencias para cocinar de manera saludable

Ahora que conoce los tipos y cantidades de alimentos que comerá, estas son algunas sugerencias para cocinarlos sin agregar azúcar, sal, grasa y calorías.

- Agregue sabor con ajo, jugo de limón, hierbas y especias como sustitutos de la sal.

- No olvide la pimienta. La pimienta negra, el pimiento picante (salsa, fresco o molido), la páprika ahumada y los chiles agregan sabor y, según el tipo, una nueva dimensión de picor.

- Limite las comidas con carne o ave, y coma pescado al menos dos veces por semana y una comida vegetariana al menos una vez por semana (lunes sin carne). Intente convertir sus platos con carne favoritos en versiones vegetarianas, como lasaña de vegetales.

- Use una parrilla para asar carnes de ave o de vaca para evitar que se cocinen en sus propios jugos.

- No adobe las carnes con los jugos de cocción. Use, en su lugar, vino, caldo bajo en sodio, tomate o jugo de limón.

- Cocine los vegetales a la plancha o a la parrilla para que resalten sus azúcares naturales. Tenga cuidado de no cocinarlos demasiado. Córtelos en un tamaño uniforme, agregue una cucharada de aceite de oliva por taza de vegetales y áselos sobre una plancha o parrilla hasta que estén tiernos.

- Use aceite de oliva y canola para cocinar, para los aderezos y los adobos.

- Agregue frutos secos sin sal (almendras, nueces, avellanas, pacanas, castañas de cajú, pistachos) a su dieta diaria, ya sea enteros o picados sobre ensaladas, pastas y vegetales.

- Agregue vegetales a las comidas y los refrigerios de manera creativa. Agregue vegetales picados a los omelettes y licuados de frutas, coma ensaladas en el almuerzo y la cena, y agregue rodajas de pepino, hojas verdes, aros de pimiento y cebolla, y tomates a sus sándwiches.

Planificar con antelación

Cocinar y comer la mayoría de las comidas en el hogar (y preparar un almuerzo saludable para llevar al trabajo) requieren planificación. Deberá organizarse y mantener una lista de compra actualizada en algún lugar de la casa donde todos puedan escribir lo que quieren y lo que debe reponerse. Además, estas sugerencias pueden ayudarla a preparar una comida con poco esfuerzo:

- **Cocine sus comidas favoritas.** Cocine lo que le gusta. Si preparará un plato tradicional familiar, es posible que deba actualizar la receta. Las recetas antiguas suelen tener mucha sal, azúcar y grasa, así que actualícelas de acuerdo con su nuevo estilo de vida saludable. Sea creativa.

- **Cómprese un nuevo libro de cocina.** Hay muchos libros de cocina que se enfocan en la salud. Compre uno para agregar nuevos platos a su menú: será como probar un nuevo restaurante.

- **Cocine con antelación.** Dedique tiempo para cocinar al comienzo de la semana o busque algún momento para cocinar más de una comida. De esta forma, solo tendrá que calentar y servir. Muchos platos (como guisos y sopas) saben mucho mejor si no se comen inmediatamente después de prepararlos.

- **Prepare sus comidas.** Para las comidas que no se pueden preparar con antelación, al menos pele y corte los vegetales, quite la piel y el hueso del pollo, marine la carne o el pescado o precocine lo que pueda. Al tener una parte de la comida preparada, dispondrá de más tiempo para relajarse a la noche.

- **Haga el doble de cantidad y congele una parte.** Esto es ideal al preparar una salsa para pasta, sopa o guiso. Haga sus propios alimentos precocidos y mantenga provisiones en el congelador. Descongele las comidas en el refrigerador durante 12 a 24 horas antes de cocinarlas o recalentarlas.

- **Corte previamente los vegetales y las frutas para comerlas como refrigerios.** La zanahoria, el apio, el pepino, el brócoli cocido al vapor, los espárragos y las manzanas son todos muy buenas opciones. Use humus o salsas para condimentarlos.

Cómo no comer en exceso en su hogar

Comer de más puede ser un problema si vive o come sola. De vez en cuando, invite amigos y júntese con la familia o su pareja para comer. Sin embargo, incluso con gente alrededor es fácil excederse o "picotear" mientras limpia. Tenga cuidado con lo siguiente cuando coma en casa:

- *Limite el consumo de alcohol.* No tome más de una copa de 5 onzas de vino tinto *por día*.

- *No "pruebe" de más mientras cocina.* Si prueba apenas para ajustar los condimentos, está bien, pero evite "picotear" de más mientras cocina, ya que esto puede aumentar la cantidad de calorías que consume.

- *No "picotee" mientras limpia y ordena.* Por el mismo motivo anterior.

- *Coma solo lo que hay en su plato y evite repetir.* Mantenga las fuentes lejos de la mesa. Mejor aún, sirva la comida directamente desde la olla. Guarde lo que sobra en la olla para otra comida.

- *Use platos más pequeños.* Se sorprenderá al ver que funciona. Los platos de hoy en día son mucho más grandes que los que usábamos antes. Si no tiene ninguno de esos platos antiguos, pídale uno a su madre, tía o abuela. Si esto no funciona, compre algunos en una tienda de segunda mano o use un plato de ensalada.

- *Coma despacio.* Para esto, siempre es bueno tener compañía. Conversar hace que la comida se desarrolle más lentamente. Le lleva tiempo al cerebro recibir la señal del estómago. Si come demasiado rápido, puede que esté satisfecha y su cerebro no lo sepa.

- *Deténgase cuando se sienta satisfecha.* Si le cuesta terminar la comida, no se fuerce. No obstante, si siente que no tiene apetito por varios días seguidos, llame al médico.

- *No mire TV ni hable por teléfono mientras come.* Preste atención a su comida. Si está distraída, no sabrá cuánto ha comido (otro motivo para servir la comida en la cocina).

Refrigerios

De vez en cuando, todos necesitamos un refrigerio. Las siguientes son algunas sugerencias para ayudarla cuando siente antojos.

- Use rebanadas de pepino, tomate y calabacín como "papas fritas". Úntelas con queso descremado o cottage.

- Coma un camote pequeño con canela. Esto puede ser un refrigerio ideal para media tarde.

- Mida previamente los refrigerios. Ya que estos se suelen consumir frente al televisor o mientras está distraída, no se siente con un paquete de refrigerios (aunque sean saludables) porque perderá noción de cuánto ha comido. Divida los paquetes en bolsas con porciones individuales. Es más rentable hacerlo uno mismo que comprarlos en bolsas pequeñas.

Comer afuera

Las mismas reglas se aplican a la hora de comer en un restaurante o en la casa de alguien. Cuando no es responsable de la preparación de su comida, los ingredientes y el tamaño de la porción tal vez no sean coherentes con su nuevo estilo de vida más saludable. Así puede hacer que cualquier comida sea más saludable, aunque no la cocine ni sirva usted:

Las tres tentaciones principales de cenar fuera de casa		
Una	**Dos**	**Tres**
Dispone de un menú entero (entrada, plato principal y postre) ilimitado en cuanto a lo que puede ordenar. Y una panera interminable.	Se agregan calorías, sal, grasa y azúcar a muchos platos en forma de salsas, aderezos y condimentos.	Los tamaños de las porciones suelen ser más grandes de lo que requiere el cuerpo.

Consejos para superar las tres tentaciones principales

Primero: de ser posible, consulte el menú en línea antes de ir al restaurante. De esta manera, no tendrá que decidir en el momento. Si esto no es posible, revise bien el menú antes de elegir y no tema hacer las preguntas necesarias al mozo, por ejemplo, cuál es el modo de cocción (ya que esto no siempre es evidente en el menú). Pida que se sustituyan algunos ingredientes si es necesario. Como primer paso, elimine los alimentos poco saludables, como frituras, cremas, gratinados o rellenos (es imposible conocer todos los ingredientes que contiene un relleno, y tal vez el mozo tampoco lo sepa).

Segundo: es habitual que en los restaurantes se agregue sal a las comidas, así que pida que no agreguen sal a la suya. Concéntrese en los platos cocidos al vapor, hervidos, horneados, asados o grillados. Aun así, pregunte al mozo si estos alimentos se cocinan con manteca, tienen manteca agregada o se sirven con salsa o aderezos. De ser así, no deje de pedirlos, pero asegúrese de que estos agregados calóricos se sirvan a un costado. De esta manera, podrá usarlos en menor cantidad y disfrutar del sabor que aportan. La mayoría de los restaurantes no tienen problema de cumplir con este pedido. Para agregar más sabor a su plato, pida limón adicional, especialmente para el pescado o los frutos de mar.

Tercero: si no encuentra una opción adecuada para usted, pida que le preparen algo especial. No es descabellado pedir pescado o pollo asado, ni que los vegetales se cocinen a vapor y se sirvan sin manteca, o que la papa sea horneada en vez de frita o en puré. La mayoría de los restaurantes cumplirá con estas solicitudes razonables. Además, no será el único comensal que lo haga.

Recomendaciones adicionales para restaurantes

Sistema de bufé. Nada es tan peligroso como una mesa de bufé de un restaurante. El truco para comer de manera saludable en un bufé es llenarse primero con los alimentos saludables, lo que dejará menos espacio para los postres con grasa, calóricos y peligrosos. En estos lugares, deberá esforzarse un poco más para cumplir con su plan de alimentación saludable.

- No se detenga en la sección de panes y vaya directo a las ensaladas; llene el plato con lechuga y vegetales, frutos secos y frutas. Condimente la ensalada con poco aderezo o solo con vinagre o limón.

- Pruebe un plato de las sopas sabrosas que haya disponibles, especialmente las que están hechas con vegetales o que sean a base de caldo y no de crema.

- Elija proteínas de manera inteligente evitando las carnes de vaca, ave o pescado que estén preparadas con mucha salsa y elija aquellas que se parezcan a las que prepara en su casa.

- Elija arroz solo, papas horneadas o hervidas, o un pequeño plato de pasta. Recuerde que solo un cuarto del plato se debe destinar a los carbohidratos.

- Seleccione los vegetales que no estén nadando en manteca. Si esto no es posible, sírvase otra porción de ensalada.

- Si no puede evitar la tentación de los postres, pruebe solo uno, a menos que sea fruta fresca, que debería ser su primera opción. Seguramente le cueste omitir el postre, pero puede compartir uno o comer la mitad.

Recuerde elegir las ensaladas de manera inteligente. Agregar un trozo de pollo asado a una ensalada especial siempre es una buena opción. Esto constituye una comida gratificante que llena su plato perfectamente y le permite probar una rebanada de ese pan delicioso. Sin embargo, lea los ingredientes con atención: muchos restaurantes agregan frutas desecadas, tocino, vegetales marinados, pasta o fiambres a sus ensaladas de plato principal. Incluso las ensaladas pequeñas pueden venir con trozos de tocino, un ingrediente que le conviene evitar. Pregunte siempre qué incluye la ensalada así evita sorpresas. Use solo el aderezo de la casa si está preparado con aceite de oliva y asegúrese de pedir que venga a un costado para poder controlar cuánto come, o bien condimente la ensalada con vinagre y jugo de limón.

Cuidado con la zona minada de entremeses. Los entremeses son especialmente peligrosos. Como se suele tener hambre al llegar a un restaurante, la mayoría de los entremeses suenan deliciosos. Sucede lo mismo que cuando vamos al supermercado con hambre. Leer el menú de entremeses con el estómago vacío nunca es una buena idea: los querrá todos. Una manera de evitar esto es comer algo antes de llegar al restaurante, como una fruta o algunos vegetales crudos. Debe poder controlar su apetito. Para mantener el curso de la comida en el restaurante, comience con una ensalada simple o una sopa de vegetales que no lleve crema.

Busque en los menús los símbolos de "alimentos saludables". Actualmente, muchos restaurantes buscan satisfacer las necesidades de comensales que buscan platos más simples y saludables. Estos se marcan (a veces con recuentos de calorías y otra información nutricional) directamente en el menú. Revise el sitio web del restaurante con antelación para ver si tiene opciones más saludables en el menú.

Busque restaurantes que ofrezcan opciones más livianas. Al elegir un restaurante, busque en línea en www.healthydiningfinder.com o www.mobile.healthyout.com.

Comparta la comida o lleve la mitad a su casa. Las porciones de los restaurantes suelen ser más grandes de lo que se recomienda como una porción de tamaño saludable. En algunos lugares, se cobra una tarifa por compartir el plato, pero muchas veces vale la pena. Si no quiere pagar de más, llévese la otra mitad a casa para disfrutarla en el almuerzo o la cena del día siguiente.

No se preocupe por hacer valer su dinero. Pensar así puede ser su ruina. Lo bueno de comer afuera es compartir un momento con otras personas y divertirse. Si lo que busca es ahorrar, lo obtendrá cocinando en casa. Comer en el hogar es bueno para la billetera, pero comer afuera es bueno para el alma.

Si se excede, no se desespere. Cuando coma afuera, sea precavida, pero si se excede, simplemente intente comer saludable el resto del día o el día siguiente.

No se exceda con el vino. Si bebe alcohol, no deje de disfrutar de una copa de vino tinto con su comida, pero que sea solo una copa por día. De lo contrario, tome agua con gas y limón o té helado sin azúcar.

Sí, puede disfrutar del postre. Un capuchino descafeinado o una taza de té caliente, especialmente té verde, pueden ser buenas opciones de postre, y las frutas frescas son siempre el final dulce y perfecto para una buena comida. Cada vez más personas ordenan solo un postre para cuatro o seis personas, de modo que todos puedan probar un bocado de una torta deliciosa o una cucharada (o dos) de helado. Si son dos los comensales, elija café o fruta, a menos que pueda dejar algo de postre en la mesa.

Comidas en la temporada de fiestas

No hay ninguna duda al respecto: las fiestas (especialmente las que se enfocan en la comida) y las vacaciones son peligrosas para aquellos que intentan controlar lo que comen. Las fiestas son las más difíciles, porque muchas comidas que asociamos con las celebraciones incluyen todos los ingredientes que estamos intentando evitar. Para algunos de nosotros, puede ser estresante tener que lidiar con los parientes. Es fácil volver a los viejos hábitos y perdernos en la comida, especialmente cuando los platos festivos son los favoritos de la niñez, y los encargados de cocinar se aseguran de que los pruebe a todos.

Ya sea el Día de Acción de Gracias, Navidad, la Pascua Judía o el 4 de julio, las comidas de estas festividades tienen muchas calorías. Sin embargo, si aplica las reglas que aprendió antes en este libro y en este capítulo, sobrevivirá a las fiestas sin problemas.

Es probable que el ejercicio físico quede en el último lugar de la lista durante las fiestas. Si esto sucede, no quemará la misma cantidad de calorías de lo habitual. De ser posible, intente caminar un poco más durante el día o realice una clase extra de gimnasia. Si esto no es posible, tenga extremo cuidado con el tamaño de las porciones. Coma menos ahora, esfuércese menos después.

Si le toca cocinar, aproveche la oportunidad para preparar los platos tradicionales de maneras más saludables, reduzca la cantidad de azúcar, grasa y sal, use las técnicas de cocción que describimos antes y asegúrese de que haya una gran ensalada y muchos vegetales en el menú.

Si es a la canasta, esta es su oportunidad de llevar un plato saludable que sepa que puede comer.

Después de todo, las fiestas son para disfrutar la compañía de la familia y los amigos. Tal vez no adelgace durante este tiempo, pero manténgase tan activa como pueda ya que esto reducirá su apetito, disminuirá su estrés y acelerará su metabolismo. El objetivo para las vacaciones no es adelgazar, sino no aumentar de peso.

Vacaciones

A la hora de mantener una alimentación saludable y un plan de ejercicio, las vacaciones resultan un desafío, ya que cada comida es esencialmente una comida de restaurante. Incluso si durante las vacaciones se hospeda en la casa de amigos, es posible que coma afuera muchas veces y se tiente con comidas especiales que su anfitrión haya preparado especialmente para usted. Sin embargo, hay algunas alternativas para evitar probar todo lo que tiene enfrente, incluidas las comidas que se presentan como un delicioso bufé.

Y no es solo la alimentación durante las vacaciones lo que puede ser perjudicial. El simple traslado de un lugar a otro puede estar lleno de tentaciones. Cuando salga de su casa, asegúrese de llevar con usted refrigerios saludables que disfrute y que sean fáciles de trasportar.

Todo lo que aprendió acerca de la alimentación saludable y las comidas fuera de casa se aplican a las vacaciones, así que no lo repetiremos. Pero la regla principal que se debe recordar es que estar de vacaciones no es un motivo para ignorar los hábitos de alimentación saludable. No querrá tirar por la borda semanas o meses de esfuerzo en tan solo una semana o dos. Las siguientes son algunas ideas para superar las dificultades que puede encontrar al viajar.

Viajes por carretera

Al viajar en auto, evite los restaurantes de carretera. Lleve en un refrigerador sándwiches, bebidas y refrigerios saludables para comer en el camino. Realice una caminata corta antes de volver a subir al auto. Haga las paradas para comer en esos geniales puestos de agricultores que ofrecen frutas y vegetales regionales que son deliciosos para comer crudos. No olvide mantenerse hidratada; el agua siempre es una buena opción.

Si se queda sin comida y debe comer en un restaurante, sabe qué hacer; y si no, vuelva a leer este capítulo.

Alimentos y refrigerios fáciles de trasladar

Viajar presenta problemas especiales ya que los alimentos disponibles tal vez no sean las opciones más saludables. Lleve refrigerios saludables y otros alimentos más sustanciosos en una conservadora o una bolsa aislante para evitar sentir tanta hambre que olvide hacer las elecciones adecuadas.

Las siguientes son algunas sugerencias de comidas sabrosas, saludables y energizantes para llevar de viaje:

- Sándwiches de manteca de maní (o algún otro fruto seco, sin azúcar o sal agregados), pruebe agregar rodajas de banana y manzana
- Frutos secos o semillas de zapallo sin sal
- Bastones de zanahoria con humus o salsa
- Bastones de queso con galletas integrales
- Frutas enteras

Al llegar a destino

En su habitación, probablemente haya un refrigerador, y si es diabética, la mayoría de los establecimientos le proporcionarán una nevera pequeña para guardar la insulina si lo solicita; esto también le permitirá guardar alimentos y refrigerios de manera segura. De lo contrario, puede guardar alimentos en la conservadora o una bolsa aislante ahora que tiene acceso a una máquina de hielo.

Realice un inventario de los refrigerios que le quedan y reabastézcase de frutas frescas, yogur, queso, frutos secos, pan integral y manteca de maní o cereales integrales y leche descremada. Dispondrá de comidas saludables y ahorrará dinero.

Desayuno para llevar

Bufé de desayuno

Los bufés de desayuno son un desafío porque están llenos de alimentos que en sí constituyen un desayuno completo o que no deberían servirse en esta primera comida del día (como rosquillas). Nuestro consejo es que pruebe algunas cosas que no comería normalmente en su casa, pero la palabra clave es "probar". Una feta de tocino o una salchicha no pondrá en riesgo su salud, pero comprendemos lo difícil que es enfrentarse a muchas opciones y no poder probarlas todas. Las siguientes son algunas estrategias para hacer elecciones inteligentes que la dejarán satisfecha sin privarse de nada.

- Los huevos son siempre una buena elección, incluidos los omelettes de vegetales (sin queso), los huevos revueltos, huevos pasados por agua, huevos duros o escalfados (evite los huevos fritos).

- Una lonja de tocino, una feta de jamón o una salchicha está bien.

- La avena o el cereal de salvado (con leche descremada o sin grasa) siempre es una buena elección.

- Se pueden comer frutas frescas sobre el cereal o como postre del desayuno.

- Un panecillo pequeño de harina integral, una rodaja de pan o un panecillo de salvado está bien, pero evite el pan danés, el pan tipo bagel, las rosquillas, los scones y las galletas.

Desayuno en restaurantes de comida rápida

Pedir el desayuno en un restaurante le da cierta flexibilidad para ordenar uno que se parezca al que toma en su casa, pero esto no es así en los establecimientos de comida rápida. En esos lugares, deberá pedir algo que haya en el menú. Algunos restaurantes de comida rápida ofrecen sándwiches de clara de huevo a pedido. En otros, podrá pedir un huevo en un panecillo inglés o un burrito de desayuno. Omita el tocino, la salchicha, el jamón y las papas fritas. Si hay avena en el menú, asegúrese de que no sea endulzada ni tenga demasiados frutos secos y pasas (pregunte si puede agregarlas usted).

Bebidas

- Está bien tomar café o té (caliente o helado) con un poco de edulcorante y leche.

- Evite los jugos calóricos, y con bajo contenido de fibras, incluso si vienen con la comida. Es preferible cuidar de su salud. Lo mejor es tomar agua.

¡Buen viaje!

O: Obedezca las indicaciones de su médico y trabaje en conjunto con familiares y amigos

La colaboración es muy poderosa. Influye en cada aspecto de nuestras vidas y tiene el potencial de mejorar el desempeño, la perseverancia y los resultados. A la hora de cuidar la salud del corazón, el trabajo en equipo es muy importante.

Cuando comience la semana 4 del programa de Seis P.A.S.O.S. en seis semanas, ya habrá provisto la cocina de alimentos saludables, hará cada día más ejercicio, disfrutará de platos coloridos de frutas y vegetales y controlará mejor las cantidades de sal y azúcar. ¡Felicitaciones! Ahora es momento de reflexionar sobre la importancia de la colaboración en su camino hacia la salud cardíaca.

Primero: encuentre un médico que le agrade y en quien confíe. ¿Cuán conforme está con su médico actual y cuánta confianza le inspira? Su relación con el médico es muy importante para mantenerse saludable y sin enfermedades cardíacas. Piense en su médico como su socio en la salud. Como en cualquier relación exitosa, debe haber confianza y comunicación abierta.

El poder del vínculo entre médico y paciente

Si solo va al médico cuando está enferma, deberá replantearse esa estrategia. Sabemos que uno suele postergar los controles médicos debido a las exigencias de nuestro trabajo, la familia y otras responsabilidades. Pero recuerde que muchas personas que sufren ataques cardíacos ni siquiera sabían que tenían enfermedades cardíacas. La mejor manera de diagnosticar y tratar problemas cardíacos y afecciones médicas que provocan ataques cardíacos es ver regularmente a un médico.

Su visita de control anual

Una manera de formar un verdadero equipo con su médico es mediante una visita de control anual. Esto le ofrece una oportunidad para revisar sus inquietudes de salud con su médico. También le da a su médico la posibilidad de conocerla a usted, a su familia y los cambios recientes en su salud, además de llevar a cabo las evaluaciones adecuadas o hablar con usted sobre ellas. En la consulta de control, su médico la examinará para detectar signos de enfermedad cardíaca y le recomendará algunos pasos que puede seguir para reducir los factores de riesgo antes de que surjan complicaciones. Esto puede incluir el control del colesterol, la presión arterial, el índice de masa corporal y otras evaluaciones específicamente diseñadas para determinar la salud del corazón. Estos pasos son una excelente manera de ayudar a reducir los riesgos de ataque cardíaco o accidente cerebrovascular, y de darle tranquilidad.

La consulta de control le permitirá a su médico revisar e identificar otros problemas de salud y garantizar que reciba las medidas preventivas necesarias y adecuadas, como vacunas contra la gripe, el tétano y la neumonía. En esta visita, el médico evaluará sus necesidades de salud de acuerdo con diversos factores, incluidos la edad, los antecedentes familiares y su historia clínica, y tal vez le recomiende que se realice exámenes de detección de enfermedades que padecen las mujeres, como mamografías para detectar el cáncer de mama, Papanicolaou para detectar el cáncer de cuello de útero, atención prenatal y mediciones de masa ósea para detectar la osteoporosis, además de exámenes y servicios para ambos sexos, como la detección del cáncer de colon, el control de la obesidad y la detección y el asesoramiento de problemas de salud conductual.

Así como se preparó para cada uno de los cambios en el estilo de vida que se describieron en los capítulos anteriores, debe mentalizarse para programar una cita de control anual. Si no le gusta ir al médico sin motivo, un control anual puede ayudarla a superar estos miedos, ya que en este se pueden validar los cambios positivos que está haciendo. Además, en un control anual, se pueden diagnosticar problemas potenciales antes de que se vuelvan graves.

Si todavía tiene dudas acerca de la necesidad de realizar una consulta anual, si tiene hijos deberá visitar al pediatra con frecuencia. Los padres debemos llevar a nuestros hijos al médico solo para asegurarnos de que todo esté bien, porque nos preocupamos por su salud y bienestar. Todos vemos al dentista para realizar controles regulares y limpiezas, aunque no tengamos dolor de muelas, para conservar nuestros dientes y encías saludables. Visitamos al ginecólogo para que nos realice un Papanicolaou o para programar una mamografía. Así que tiene sentido agregar al médico de cabecera a la lista de consultas anuales programadas. La detección y el tratamiento tempranos de muchos tipos de problemas médicos, incluidas las enfermedades cardíacas, salvan vidas.

Buscar un médico

Si no tiene un médico de atención primaria, es el momento de buscar uno que le agrade y en quien confíe. Una visita a una sala de emergencias no sustituye una visita médica anual. Debe trabajar en conjunto con un médico que la conozca a usted y su historia clínica. Para ayudarla, estas son algunas sugerencias y pautas que pueden facilitar su búsqueda:

- Pida recomendaciones a familiares, amigos o compañeros de trabajo y haga una lista.

- Consulte la lista de médicos participantes en el sitio web de su plan de seguro médico para ver si alguno figura en su lista de recomendaciones.

- Asegúrese de que el médico acepte su seguro al concertar la cita. Si no tiene seguro, infórmelo cuando llame.

- Hable con sus compañeros de trabajo que tienen el mismo plan de seguro que usted, pídales el nombre de su médico, y consúlteles si han tenido buenas experiencias.

- Consulte el sitio web de un hospital local o una organización de salud para saber si aceptan su seguro y ver una lista de los médicos que trabajan allí.

- Considere solo médicos certificados (es decir, que hayan aprobado requisitos de capacitación y evaluación) para las especialidades de medicina de la familia o medicina interna general.

- Consulte el horario de atención y la ubicación del consultorio médico; la conveniencia es importante para la selección.

- Elija un médico del sexo con el que se sienta más cómoda.

Tómese el tiempo de investigar un poco. Encontrar el médico correcto es esencial para su salud futura. Busque un médico que la acompañe por mucho tiempo.

Cambiar de médico

Para mantenerse saludable, debe tener una buena relación con su médico. Si no le gusta su médico por *algún* motivo, ya sea confianza, afinidad o algo que no pueda controlar, busque otro. Cuando no le gusta su médico, es menos probable que concierte citas para verlo, así que busque a alguien con quien pueda establecer una relación de confianza. Y no se sienta mal si ha decidido que su médico no es el indicado para usted. No es su culpa. Busque alguien en quien confíe y no se conforme con menos, por ningún motivo.

Si decide cambiar de médico, recuerde que su historia clínica le pertenece. Asegúrese de completar la documentación necesaria para garantizar el traslado adecuado de la historia clínica de su médico anterior al nuevo.

Aprovechar al máximo la primera consulta

Tanto quienes cambian de médico como quienes consultan a uno por primera vez querrán aprovechar al máximo su primera consulta. Si se siente nerviosa, no es la única. Es común que los pacientes se sientan nerviosos al ver a un médico, especialmente por primera vez. Si la hace sentir mejor, considere la posibilidad de llevar a un miembro de su familia o amigo a la consulta inicial.

Querrá optimizar el tiempo con su nuevo médico, así que esto es lo que puede hacer para aprovecharlo al máximo:

- Llegue a tiempo o unos minutos antes.

- Tenga a mano su tarjeta del seguro médico y su información médica. Si no tiene seguro, asegúrese de tener el nombre de la persona con la que habló al concertar la cita.

- Lleve un anotador o su diario y un lápiz, y asegúrese de haber registrado la siguiente información en una sección especial:

    - Todos los medicamentos que toma, incluidos la dosis y el horario en que los toma. Asegúrese de incluir todos los medicamentos de venta libre, incluidos los naturales, las vitaminas, los minerales, las aspirinas, los remedios para el resfrío o los medicamentos para la alergia. Si lo prefiere, reúna todas las botellas, póngalas en una bolsa y llévelas con usted.

    - Su historia clínica familiar. Haga una lista detallada de las enfermedades que afectaron a sus padres, abuelos, tíos, primos y hermanos. También mencione a los familiares cercanos que hayan fallecido, su edad y la causa de la muerte.

    - Todas las alergias que tiene a medicamentos, alimentos, animales, polen, etc.

    - Detalle su historia clínica, incluidas las hospitalizaciones, cirugías y enfermedades crónicas.

- Todas sus afecciones médicas, en detalle, y por cuánto tiempo las ha sufrido, con una descripción del dolor o el problema en sus propias palabras. Por ejemplo, si ha tenido un dolor punzante en el brazo derecho que llega hasta el codo, escriba eso exactamente y dígaselo de esa manera al médico. No oculte ni minimice nada que le suceda: dígalo tal cual es.

- Preguntas para hacerle al médico al final de la visita. (Consulte la siguiente lista de sugerencias).

Use su diario para registrar todo lo que le dice el médico, ya que es imposible recordar todo lo que se ha dicho. Además, *nunca* dude en pedirle al médico que repita información o que vuelva a explicar algo si no comprendió o escuchó bien.

Su control anual les dice a usted y a su médico mucho más que su estado de salud en ese momento. Un control anual permite al médico diagnosticar y prevenir problemas potenciales sobre la base del examen físico y su lista de preocupaciones e inquietudes. Cuando tenga respuestas, tendrá tranquilidad.

Preguntas para hacerle a su médico

Las siguientes son sugerencias para hacer una lista de preguntas. No solo es buena idea hacerle al médico preguntas acerca de lo que le preocupa al final de la primera consulta, sino que también lo es hacer este tipo de lista para *cada* consulta médica. Esta lista se debe usar solo como guía; asegúrese de personalizarla agregando sus propias preguntas e inquietudes.

- ¿Cuál es mi riesgo de enfermedad cardíaca según mi evaluación?

- ¿Cuándo debo programar mi próxima consulta y debo programar algún otro examen antes de esta?

- ¿Tengo alguna enfermedad cardiovascular? ¿Cuán grave es? ¿Qué la causó y cómo puedo controlarla?

- ¿Qué elecciones puedo hacer para contribuir favorablemente a mejorar mi enfermedad?

- ¿Puede alguno de los medicamentos recetados en esta consulta interactuar con los alimentos que consumo o los medicamentos que ya tomo? ¿Cuáles son los posibles efectos secundarios? ¿Debo tomar la medicación en un horario especial del día? ¿Por cuánto tiempo debo tomarla y por qué?

- ¿Debo llamar al médico o ir a la sala de emergencias si me siento mal o tengo alguna reacción a los medicamentos?

- ¿Hay algún programa en el que me puedo inscribir para perder peso, dejar de fumar, reducir el estrés o aprender a cocinar de una forma más saludable?

- ¿A quién del consultorio puedo llamar para hacerle preguntas simples? (Vea la sección siguiente).

Quién es quién en el consultorio médico

Recuerde que siempre debe seguir las instrucciones de su médico y tomar los medicamentos recetados, no intente adivinar el tratamiento. Si tiene preguntas o cree que diferentes aspectos de su atención médica le están causando problemas, dígaselo a su médico. Solo usted sabe cómo se siente, pero su médico y otros profesionales de la salud son los que pueden ayudarla a resolver los problemas.

Antes, las únicas personas en un consultorio eran los médicos, el recepcionista y un enfermero que se encargaba de tomar la presión y el pulso, pero los tiempos han cambiado. El consultorio médico moderno emplea a varias personas con diversos títulos y formación. La siguiente es una lista general de las personas que pueden atender sus necesidades médicas, según el tamaño del centro o consultorio médico.

El médico (MD o DO) es la persona en el consultorio con la mayor capacitación y es quien está a cargo. Los médicos tienen entre tres y siete años de capacitación después de la universidad.

El enfermero certificado o especialista en enfermería clínica (NP/CNS) es un enfermero registrado con un título de doctorado y de 500 a 700 horas de atención directa de pacientes. El NP/CNS ha adquirido el conocimiento y la competencia clínica para diagnosticar problemas médicos, recetar medicamentos, indicar tratamientos y realizar procedimientos médicos avanzados. Según el estado en el que obtenga la licencia, un NP/CNS puede trabajar independientemente de un médico, o no. La capacitación de un NP/CNS se centra especialmente en la prevención de enfermedades y el control de la salud.

El asistente médico (PA) está autorizado a ejercer la medicina como parte de un equipo supervisado por un médico. Los PA pueden recetar medicamentos en algunos estados, indicar tratamientos y pruebas de laboratorio, y diagnosticar enfermedades y lesiones. La mayoría tienen un doctorado además de 2,000 horas de capacitación con pacientes como parte de su preparación.

El enfermero certificado (RN) tiene certificación del estado. Aunque los RN administran medicamentos, cuidan de los pacientes y realizan algunos procedimientos bajo la dirección y supervisión de un médico.

Los estudiantes de medicina rotan entre consultorios médicos como parte de su capacitación, así que es posible que no vea al mismo dos veces. Estos estudiantes interactúan con los pacientes haciendo preguntas acerca de sus historias clínicas y pueden asistir al médico, pero no pueden recetar medicamentos o realizar pruebas por su cuenta.

El técnico es un profesional médico que tiene un título de asociado en ciencias de laboratorio clínico y está calificado para extraer sangre y realizar pruebas médicas de rutina, ECG y mamografías, entre otros. Las pruebas que realizan los técnicos están determinadas por la especialidad médica en la que trabajan. Los técnicos trabajan bajo la supervisión de un médico.

No olvidar el dentista

Otro médico importante en su vida es el dentista. Es igual de importante programar y mantener las citas de limpieza regulares porque las personas que sufren de enfermedades periodontales (de las encías) son casi dos veces más propensas a sufrir arteriopatías coronarias. La ciencia apunta al hecho de que las bacterias en la boca afectan al corazón ingresando al torrente sanguíneo y adhiriéndose a las placas de grasa en los vasos sanguíneos del corazón, lo que contribuye con la formación de coágulos. Como sabrá, los coágulos pueden obstruir el flujo de sangre normal y restringir los nutrientes y el oxígeno que el corazón necesita para funcionar correctamente, y esto puede provocar un infarto. Otra posibilidad es que la inflamación causada por la enfermedad periodontal aumente la acumulación de placa (es diferente de la placa que se forma en los dientes), lo que puede contribuir a la inflamación de las arterias.

La enfermedad periodontal también puede agravar las enfermedades cardíacas existentes. Si sufre de un problema cardíaco, asegúrese de informar a su dentista. También informe a su cardiólogo cuándo verá a un dentista, ya que deberá ser examinada para determinar si su afección cardíaca requiere que tome antibióticos antes de sus procedimientos dentales (incluidas las limpiezas).

Es importante practicar una buena higiene bucal: cepíllese los dientes dos veces por día y use hilo dental todas las noches. No olvide hacerse una limpieza dental al menos una vez por año, aunque cada seis meses es mejor.

Conozca a su médico, dentista y otros profesionales médicos que la atiendan. Ellos pueden ayudarla.

La importancia de los amigos y la familia

Nada puede reemplazar el amor y el apoyo que recibimos de nuestros amigos y familia. Están siempre que los necesitamos, a veces sin tener que pedirles ayuda, y nosotros también estamos para ellos. Sin embargo, lo más importante es el papel que juegan estas personas a la hora de mantener su salud.

Las mujeres que buscan la ayuda y el apoyo de sus amigos y familia se mantienen motivadas y tienen más éxito para lograr sus objetivos. Cuanta más gente haya en su círculo (familia, amigos, vecinos, otros miembros de su iglesia), mejor le irá. Por supuesto, estas personas no estarán para felicitarla cada vez que elija un alimento saludable, cocine sus propias comidas en vez de comer en un restaurante de comida rápida o haga ejercicio en lugar de quedarse en casa sin hacer nada, pero si otros notan el trabajo que hace, la alentarán y felicitarán por los cambios positivos. Tal vez tenga la suerte de que las personas de su círculo sigan su ejemplo y la acompañen en las caminatas diarias o adopten las pautas de cocina saludable (especialmente en las fiestas y las reuniones familiares). Esto garantiza su éxito y le permite compartir con los demás lo que ha aprendido, y estos se interesarán al ver los resultados físicos y de salud que ha logrado.

Primero debe decidir qué tipo de ayuda es mejor y luego determinar quién puede apoyarla y acompañarla. No dude en recurrir a diferentes personas para diferentes conductas. Tal vez su hermana no sea la mejor influencia para rechazar un postre, pero un amigo o un compañero de trabajo tal vez sí. Quizás una vecina en lugar de su pareja sea quien la acompañe a hacer una caminata nocturna, y puede que incluso se motiven entre ustedes.

Asegúrese de registrar sus logros en su diario y revíselo todas las semanas para tener una prueba de cuánto ha progresado. Cuando alcance un objetivo, como los valores correctos de presión arterial, niveles adecuados de colesterol o azúcar en la sangre o baje una libra o dos de peso, prémiese. Lo merece. Nada motiva más que el éxito.

S: Sume horas de sueño, estrésese menos y disfrute de la vida

Dormir bien es esencial para un corazón saludable. La falta de sueño afecta la química corporal y puede hacer que se sienta cansada, irritable y deprimida y sea propensa al aumento de peso; todo esto puede generar problemas de salud. Por ejemplo, la hormona que regula el hambre se suprime cuando estamos cansados y esto genera inactividad y comer en exceso. Estos dos factores pueden causar el aumento de peso y otros riesgos de enfermedades cardíacas, como hipertensión y diabetes.

Todos debemos dormir lo suficiente *todas las noches*. Sabemos que está ocupada, tiene una familia que cuidar, problemas en el trabajo, tareas domésticas, etc., pero si se priva de dormir bien, acortará su vida, y no estamos exagerando.

No importa si el motivo por el que no duerme lo suficiente es que se queda despierta hasta tarde o porque no puede dormir o se despierta con facilidad. El resultado final es el mismo, y esto es perjudicial para su bienestar emocional y físico.

Además, si sufre depresión, diabetes, presión arterial alta, colesterol alto u otros problemas generados por la falta de sueño, estos problemas y los medicamentos utilizados para tratarlos también pueden causarle dificultades para dormir. Entonces es muy importante hacer que dormir lo suficiente sea una prioridad antes de entrar en un círculo poco saludable. Si ya tiene estos problemas para dormir, nuestro programa de Seis P.A.S.O.S. puede ayudarla a superarlos.

Sueño adecuado = buena salud cardíaca

Dormir bien todas las noches es bueno para el cerebro y el corazón. Dormir recarga, repara y rejuvenece el cuerpo. El sueño adecuado mantiene todo el cuerpo en funcionamiento y con buen aspecto (sí, el "sueño reparador" es real). Dormir poco nos hace más propensos a accidentes, mal humor y depresión, y menos capaces de afrontar situaciones de estrés que llevan a problemas físicos que provocan problemas cardíacos. Parece una ironía que cuando no nos sentimos bien, estamos estresados o sentimos presiones, solemos dormir menos, aunque es en estos momentos cuando más necesitamos hacerlo. En este capítulo, la ayudaremos a comprender y superar problemas del sueño comunes. Si no puede dormirse o si se despierta con facilidad, hable de esto con su médico. Su salud realmente depende de esto.

No dormir lo suficiente...

- Interfiere en el metabolismo de la glucosa, lo que genera resistencia a la insulina y suele desencadenar la diabetes tipo 2.

- Afecta la producción de las hormonas del crecimiento y del control del estrés.

- Aumenta el riesgo de presión arterial alta.

- Dificulta el control de las emociones y el estrés.

- Impide la concentración y la toma de decisiones competente.

- Afecta la producción de la hormona que regula el hambre.

- Reduce la actividad física, lo que disminuye el consumo de energía y genera el aumento de peso.

- Aumenta el colesterol LDL (malo) y reduce el colesterol HDL (bueno).

- Interfiere en el metabolismo de algunos medicamentos.

La buena noticia es que con algunos cambios de estilo de vida puede lograr dormir lo suficiente y despertarse renovada a la mañana. Continúe leyendo.

Cómo dormir toda la noche

Desarrollar buenos hábitos de sueño es la mejor manera de dormir toda la noche. Muchas personas que se quejan de no poder dormir no tienen un verdadero problema; simplemente deben modificar sus conductas diarias que les impiden descansar durante la noche. Los siguientes cambios del estilo de vida pueden hacer realidad una noche de sueño profundo:

- Evite los estimulantes, como la cafeína o la nicotina tres horas antes de irse a dormir. Tenga en cuenta que la cafeína consumida en cualquier momento del día puede afectar el sueño nocturno. La cafeína se encuentra en las gaseosas, el té helado y hasta el chocolate, así que piénselo dos veces antes de comer esa barra o tomar esa taza de chocolate antes de acostarse.

- Evite el alcohol tres horas antes de irse a dormir. Aunque el alcohol puede ayudarla a dormirse más rápidamente, reduce el sueño REM (movimiento ocular rápido). El REM se produce aproximadamente 90 minutos después de dormirnos y se cree que es reparador. Las interrupciones del sueño REM pueden generar somnolencia diurna y problemas de concentración.

- No duerma la siesta por más de 20 a 30 minutos (ni muy tarde durante el día).

- Absorba algunos rayos. La luz del sol promueve la producción de melatonina, que regula el sueño y el estado de ánimo. Salga al exterior todas las mañanas o tardes u obtenga una luz de amplio espectro (que simule la luz del sol) para su casa u oficina.

- Manténgase activa. Asegúrese de moverse durante el día y de gastar suficiente energía como para cansarse para poder dormir de noche.

- Establezca horarios regulares de actividad y sueño. Intente irse a la cama todas las noches a la misma hora y levantarse también a la misma hora todas las mañanas, incluso los fines de semana.

- Desconecte su mente. Tómese el tiempo para relajarse o practique algún ritual a la hora de dormir que funcione para separar el tiempo de actividad del tiempo de sueño. Intente leer un libro, escuchar música suave o pasar tiempo a solas, lejos del ruido, las luces brillantes y los dispositivos electrónicos.

- Deje a un lado los dispositivos electrónicos visuales. Apague las computadoras, las tabletas y los teléfonos al menos una hora antes de irse a dormir, ya que la luz que emiten activa la mente y la mantiene despierta.

- No tome líquidos antes de irse a la cama para evitar tener que levantarse durante la noche a usar el baño.

- Compruebe sus medicamentos. Algunos medicamentos para la presión arterial alta, esteroides, antidepresivos, descongestivos y otros pueden interferir en la calidad del sueño o la capacidad de dormir. Converse acerca de estos asuntos con su médico para ver si se puede cambiar el horario de dosificación o si se puede recetar un sustituto adecuado.

- Regule la temperatura, la luz y el nivel de ruido de la habitación. Lo mejor es dormir en una habitación fresca, oscura y silenciosa. Use antifaces, cortinas oscuras o tapones para los oídos, de ser necesario.

- Coma al menos dos horas antes de irse a la cama y, si debe comer algo cerca de la hora de dormir, que sea algo liviano.

- Use la cama *solo* para dormir o tener sexo. Su cama no es el lugar donde trabajar o hacer cualquier otra cosa que no involucre placer, descanso, relajación y sueño.

- Reemplace las almohadas o los colchones viejos para hacer que su cama sea aún más cómoda y acogedora. Tendrá ganas de acostarse si su cama significa un final de lujo para un día largo.

Mantener un registro del sueño

Mantener un registro del sueño puede ayudarla a identificar lo que causa problemas del sueño.

- Realice un seguimiento de los medicamentos, las actividades y los eventos de su vida para descubrir qué causa el problema.

- Use una sección en su anotador como registro del sueño. Registre la hora en que se acuesta y la hora en que se levanta. Anote si se duerme enseguida o no, si se despierta o no durante la noche y por qué, y la cantidad total de horas que estuvo realmente dormido.

- Anote cómo se siente cada mañana cuando se levanta (renovada, cansada, aturdida, etc.) y lo que sea que la haya despertado o que haya interrumpido su sueño, incluidos pensamientos acerca de problemas laborales, familiares o con amigos, un dolor o un sueño perturbador, problemas respiratorios, una mascota inquieta, luz de otra habitación o de una lámpara callejera, vecinos o familiares ruidosos, etc.

- Registre antes de irse a la cama la cantidad de cafeína, alcohol o medicamentos que tomó, la hora en que cenó, por cuánto tiempo hizo ejercicio físico y a qué hora, cuánto tiempo estuvo afuera.

- Registre si se sintió somnolienta durante el día. Si durmió una sienta, registre el horario y la duración.

- Registre su rutina nocturna (tomar una ducha, leer un libro, meditar, revisar el teléfono o el correo electrónico, etc.).

- Mantenga el registro al menos por una semana, pero cuanto más tiempo lo haga, más útil será para poder detectar lo que interfiere en su capacidad de tener una buena noche de sueño.

- Comparta su registro con el médico si no le brinda las respuestas que necesita y aún no sabe por qué no puede dormir.

Además, use sus anotaciones para identificar las causas de estrés y luego realice las técnicas de relajación que describimos antes en este capítulo. Una vez que encuentre una técnica que funcione, realícela cada día. Le permitirá desconectarse y continuar con su día. Por último, si no puede superar la falta de sueño, la ansiedad o el estrés, o si su mente activa, las pesadillas, el sonambulismo, los ronquidos, la dificultad para respirar, el dolor u otros problemas físicos no le permiten dormir, hable con su médico.

Consejos útiles para descansar de noche

Si es una de las afortunadas que no suele tener problemas para dormir, pero cada tanto tiene dificultades para conciliar el sueño (tal vez cuando sucederá algo importante al otro día), pruebe lo siguiente. Salga de la cama y de la habitación y haga algo que la relaje pero que no la estimule hasta que esté tranquila. Lea un libro, mire TV, escuche música suave, acaricie a su mascota hasta que se sienta suficientemente cansada para volver a la cama.

Cuando necesita ayuda para dormir

Esto es para todos: evite tomar ayudas para el sueño de venta libre y **nunca** "tome prestado" medicamentos recetados de un amigo o miembro de la familia. No solo corre el riesgo de que los medicamentos para el sueño interfieran en los medicamentos que está tomando, sino que pueden hacerla sentir aturdida al día siguiente, que es lo contrario a lo que necesita o desea. Si usted y su médico determinan que le vendría bien tomar medicamentos para dormir, siga las instrucciones del médico y úselos solo como se le indique.

¿Cuántas horas son suficientes?

Siempre nos dijeron que ocho horas era el número mágico, pero esto depende de la persona. El adulto promedio necesita al menos siete horas, pero muchas mujeres funcionan mejor con ocho horas o más, especialmente si se están recuperando de una enfermedad. La clave para saber si durmió bien es despertarse renovada a la mañana y estar preparada para comenzar el día.

Descansar lo suficiente también le otorga lo necesario para ser capaz de resolver problemas. Abordar los problemas significa resolverlos y que desaparezcan en vez de que permanezcan y la agobien. Los problemas que no se resuelven pueden crear un círculo vicioso de problemas de estrés/falta de sueño/salud que no valen la pena.

Cuando se despierte renovada, pensará claramente y no se sentirá abrumada. Tendrá un mejor ánimo, mantendrá su presión arterial controlada y estará mejor equipada para mantener una dieta saludable.

El poder de la siesta

Dormir una siesta puede salvar el día. No importa si es una siesta diaria o una siesta de emergencia: la regla es que, a pesar de que una siesta puede rejuvenecerla cuando se siente cansada, no se debe usar como sustituto de una buena noche de sueño. Si duerme una siesta porque no puede dormir durante la noche, tiene un problema que puede requerir ayuda profesional. Sin embargo, cuando necesita una siesta, duerma. Puede ser de gran ayuda después de una mala noche, cuando sabe que tendrá un evento hasta tarde o simplemente cuando siente que lo necesita en un día perezoso.

Una siesta de 20 a 30 minutos es ideal para mejorar la agudeza mental y no despertarse atontada. Asegúrese de dormir la siesta temprano por la tarde para que esto no interfiera en el horario de sueño habitual.

Estrésese menos y disfrute de la vida

¡Estrés! El estrés es un hecho de la vida moderna y no hay manera de evitarlo completamente. Antes de menospreciar el estrés por completo, recordemos que algunos tipos de estrés son beneficiosos porque nos alientan a completar tareas y lograr lo que necesitamos.

Comprender el estrés

El estrés es causado por la activación del modo "lucha o huida" de nuestro cuerpo, que es nuestra respuesta instintiva al enfrentar situaciones a las que tememos. Esta respuesta nos ha ayudado a sobrevivir durante siglos. Cuando el cuerpo está en modo "lucha o huida", secreta adrenalina y cortisol (hormona del estrés), que hacen que estemos alertas, concentrados y preparados para responder física y mentalmente a lo que se nos presenta. Entonces, el estrés en su forma más pura no es algo malo. Sin embargo, los problemas surgen cuando el estrés que sentimos cruza la línea de ayudarnos a atravesar el día a evitar que vivamos una vida feliz y productiva.

El estrés, si no se controla, puede causar depresión y ansiedad, y desencadenar conductas poco saludables que afectan la salud. Comer o beber de más y fumar generan problemas físicos, como aumento de peso, diabetes y presión arterial alta, que son los factores de riesgo principales de las enfermedades cardíacas. Y esta es solo la punta del iceberg. El estrés puede causar irritabilidad, incapacidad para dormir, pérdida del sentido del humor, exceso de preocupación, dolores y molestias físicos, olvido, depresión y otros problemas psicológicos. Estos son algunos de los más comunes, pero seguramente pueda nombrar otros.

Con respecto a su salud, esto significa que, así como debe controlar lo que come y cuánto ejercicio realiza, es igualmente importante que controle el estrés y lo mantenga a un nivel saludable.

Tres tipos de estrés.

Así es como, en un nivel básico, el estrés puede causar enfermedades cardíacas. Los niveles altos de estrés causan la descarga de cortisol, lo que hace que el corazón lata más rápido, aumente la presión arterial y los niveles de glucemia. Los niveles altos de cortisol generan acumulación de grasa en el abdomen, aumento del apetito y antojo de alimentos no saludables y calóricos. El estrés también contribuye con el aumento de peso porque las personas que están estresadas tienden a ser sedentarias. Además, algunas personas empiezan a fumar o beben en exceso para sentirse mejor, y ambas conductas son perjudiciales para su salud cardíaca.

Según la American Psychological Association, hay tres tipos diferentes de estrés, cada uno con sus propios síntomas y características:

1. **Estrés agudo:** este tipo de estrés se genera por las exigencias y las presiones de la vida diaria. Por ejemplo, un golpe en el parachoques en el estacionamiento, una fecha límite que debe alcanzar o el café derramado en su blusa antes de una presentación importante: crisis diarias pequeñas que enfrentamos y superamos. Los síntomas comunes del estrés agudo son irritabilidad, dolor muscular, problemas estomacales, ritmo cardíaco rápido, sudor de manos y palpitaciones.

2. **Estrés agudo episódico:** este tipo de estrés se presenta en quienes sufren estrés agudo de manera constante, generalmente, las personas con personalidades "tipo A" o personas que se preocupan constantemente. Los síntomas comunes de estrés agudo episódico son dolores de cabeza persistentes, presión arterial alta crónica y patrones de sueño erráticos.

3. **Estrés crónico:** este tipo de estrés viene de los problemas más grandes relacionados con cuestiones tales como el cuidado de un familiar enfermo o los problemas de salud propios, no tener trabajo o dinero suficiente, etc. El estrés crónico no se va al final del día.

Cómo el estrés afecta el corazón

El estrés afecta el corazón de la siguiente manera:

- Aumenta el ritmo cardíaco y hace que se contraigan las arterias, lo que reduce la cantidad de sangre.

- Aumenta algunos factores en la sangre que pueden dañar las arterias que suministran sangre y nutrientes al corazón.

- Hace a la sangre más viscosa y aumenta la probabilidad de que se formen coágulos en las arterias, lo que puede causar un infarto.

- Aumenta temporalmente los niveles de colesterol, lo que impide que el cuerpo se deshaga de las moléculas de grasa.

- Influye en los antojos de sal, grasa y azúcar para contrarrestar la tensión, lo que genera aumento de peso.

- Aumenta la cantidad de la hormona cortisol, responsable de la acumulación de grasa en el abdomen.

- Complica la diabetes ya que la insulina, que regula los niveles de glucosa en la sangre, no puede funcionar correctamente, lo que hace que aumenten los niveles de azúcar en la sangre. El cortisol puede aumentar los niveles de azúcar en la sangre.

El estrés es causado por factores estresantes

Cualquier cosa que causa estrés es un factor estresante. Los factores estresantes son preocupaciones menores o cambios en el estilo de vida menores o importantes, o una combinación de estos. Ya que cada uno de nosotros tiene que enfrentar situaciones de estrés de algún tipo, la clave es saber si un factor estresante es lo suficientemente grave como para afectar su salud. Tómese un momento para pensar acerca de las actividades diarias en el hogar y el trabajo. Ya que cualquier actividad tiene el potencial de causar estrés, especialmente las actividades causadas por cambios físicos o emocionales, o cambios en la rutina diaria, realice un inventario de lo que está sucediendo en su vida. Por supuesto, algunos cambios nuevos, aunque sean estresantes, son buenos para usted y eventualmente se convertirán en rutina. Sin embargo, los factores estresantes que necesita detectar son los que no le permiten avanzar y la deprimen.

Enumere en su anotador *cualquier* factor estresante que puede afectar su bienestar. La siguiente lista la ayudará a identificar algunos, aunque puede haber algunos que usted esté experimentando que no estén incluidos.

- Problemas diarios (traslados, compras, cocina, tareas domésticas, etc.)
- Sobrecarga de trabajo
- Comenzar un nuevo trabajo
- Perder un trabajo
- El retiro
- Preocupaciones financieras

- Problemas legales

- Mudanza

- Muerte de un familiar o amigo

- Fin de una relación amorosa

- Desacuerdos con familiares, amigos o compañeros de trabajo

Signos de advertencia del exceso de estrés

Si algunos de estos factores estresantes de su vida causan alguno de los siguientes problemas, es una indicación de que debe detenerse y aprender a eliminar ese factor y su influencia negativa. Según la gravedad, tal vez deba consultar a su médico.

Las siguientes son algunas de las maneras en que el exceso de estrés puede manifestarse:

Signos físicos: mareos, dolores, molestias y espasmos musculares, rechinamiento de dientes, dolores de cabeza, indigestión, tensión muscular, falta de sueño, ritmo cardíaco acelerado, zumbido en los oídos, sudor de palmas, cansancio crónico, agotamiento, temblores, o pérdida o aumento excesivos de peso.

Signos emocionales: ansiedad, llanto, enojo, depresión, sensación de impotencia, desesperanza o soledad, cambios repentinos de ánimo, irritabilidad, pesimismo, nervios, tristeza.

Signos cognitivos: dificultad para concentrarse, pérdida del sentido del humor o incapacidad para reír, olvido o mala memoria, preocupación constante, dificultad para tomar decisiones, falta de creatividad.

Signos conductuales: comer de más, alimentación compulsiva u otros problemas de alimentación, alcoholismo, consumo de drogas o tabaco, mal carácter, acciones impulsivas, críticas constantes a los demás, cambios de trabajo frecuentes, distanciamiento de la pareja o situaciones sociales.

Cómo reducir el estrés

Le hemos brindado mucha información acerca del estrés y sus efectos en la salud. Una vez que identifique los factores estresantes podrá controlarlos mejor a fin de disminuir su efecto en la salud. Las siguientes son 12 maneras de reducir el estrés; debe elegir las que funcionan para usted. Como cualquier otra cosa, siempre hay más de una solución para todos y para cada problema, y la prueba y el error le demostrarán cuál funciona mejor. Si tiene estrés crónico debido a la falta de empleo, enfermedades o problemas familiares, estas técnicas pueden ayudarla con algunos de sus síntomas, pero tal vez se deba indicar un tratamiento médico y conductual más enfocado. Sin embargo, estas técnicas pueden ayudarla a relajarse y tranquilizarse, lo que reducirá el impacto del estrés en su salud. Una vez más, asegúrese de que su médico sepa si el estrés es abrumador y las técnicas básicas de relajación no son lo suficientemente útiles.

1. **Disfrute del tiempo con amigos y familia.** No tiene por qué estar solo. Desarrolle un círculo de apoyo de personas de confianza y siempre habrá alguien dispuesto a escucharla cuando necesite hablar acerca de lo que le molesta o compartir buenas noticias. Si se siente sola, llame a alguien: a veces debe dar el primer paso.

2. **Respire profundo.** Saber cómo respirar hondo en vez de llanamente desde su pecho (la forma común) es un paso importante para controlar el estrés. Al respirar hondo, llena los pulmones con aire y lo deja salir de manera suave y hasta rítmica. Este tipo de respiración profunda diafragmática promueve un buen intercambio de oxígeno que entra en los pulmones, mientras sale el dióxido de carbono. Ayuda al cuerpo a relajarse deteniendo la respuesta "lucha o huida" y a generar sus propios analgésicos. Consulte algunos de los diversos sitios web que ofrecen información detallada acerca de las técnicas de relajación relacionadas con los ejercicios de respiración, como www.webmd.com, www.drweil.com y www.health.harvard.edu.

3. **Deje de andar a las corridas.** Asegúrese de tener el tiempo que necesita para ir donde va y hacer lo que necesita. Al destinar de 5 a 10 minutos más del tiempo que cree que necesita para realizar una tarea, puede evitar sentir esa presión. Es increíble la diferencia que este pequeño cambio puede hacer para mejorar su calidad de vida.

4. **Programe de manera inteligente y haga listas.** Eche un vistazo a su agenda y, si no hay espacios en blanco, tómese pequeños recreos entre citas, tareas y viajes. Esto incluye los fines de semana y las vacaciones. Mantenga una lista actualizada de las tareas que debe hacer para que nada la tome por sorpresa.

5. **Aténgase a su horario.** Nada puede estresarla más que las demandas de tiempo de los demás. Ha hecho un horario así que cúmplalo y aprenda a decir que no. Por supuesto, debe ser realista y flexible, y habrá excepciones, pero deben ser justamente eso, excepciones. Sea creativa con su tiempo, busque atajos y no pierda tiempo. Haga los trabajos más demandantes cuando esté descansada y los menos importantes cuando esté cansada y no le quede demasiada energía. Cuando esté organizada, tendrá más tiempo para hacer las cosas que quitan el estrés y energizan.

6. **Deshágase del desorden y organice su espacio habitable.** Intentar vivir en una casa u oficina desorganizada puede quitarle energía y causar más estrés. Piense acerca de la ansiedad que siente cuando no puede encontrar algo en un apuro (o en absoluto). El estrés que esto causa es tan real como el tiempo valioso que pierde. Organice su vida para poder encontrar lo que necesita fácilmente. Pida ayuda a miembros de la familia, al menos para que ordenen lo que han desordenado. Estar al día con el lavado de la ropa está dentro de esta categoría.

7. **Manténgase en movimiento.** Realice una caminata, estírese en la ducha (el agua caliente afloja los músculos) o muévase como pueda. Una buena sesión de estiramiento o ejercicio libera la tensión almacenada y la hace sentir más relajada y con energía, lista para enfrentar lo que se presente.

8. **Programe tiempo para hacer algo que la haga feliz.** Tal vez sea leer, arreglar el jardín, ver amigos, tomarse un baño, jugar en la computadora, ver TV o estar con su mascota. Reduzca su lista de tareas y destine algo de tiempo a salir a cenar, ir al cine o ver a sus amigas.

El punto es tomar un descanso de su rutina regular y dedicarle a este momento la importancia que tiene. Si ha destinado tiempo para tejer todos los jueves a la mañana, el miércoles por la tarde asegúrese de tener preparados todos los elementos que necesite. Piense en esto como una "receta" para su salud. Mire su calendario; estamos seguras de que encontrará algo de tiempo para usted.

9. **Priorice y delegue.** Siempre puede pedirles a familiares, amigos y compañeros de trabajo que la ayuden con ciertas tareas y quehaceres. Por supuesto, siempre hay cosas que puede hacer usted misma, pero el punto es que no es necesario que haga todo, todo el tiempo. Comprender esto aliviará su estrés y culpa. Por ejemplo, si lleva a su hijo al colegio, tal vez pueda compartir esta responsabilidad con los padres de otros niños. Seguramente ellos también disfrutarán del tiempo libre que obtendrán turnándose con usted. Aprenda a pedir ayuda cuando la necesita. También puede simplificar su vida quitando algunas de estas tareas y quehaceres de su lista de quehaceres actual. Así como no es necesario que haga todo sola, tampoco es necesario que haga todo junto.

10. **Aprenda cuándo es suficiente y diga basta.** A veces necesitamos aprender a conformarnos con un resultado aceptable en lugar de buscar que todo lo que hacemos sea perfecto. Por ejemplo, una familia reunida durante la cena es más importante que servir la comida perfecta. Si eso implica comprar una ensalada en una casa de comidas para llevar en vez de preparar una comida casera, considere que eso ya está suficientemente bien.

11. **Duerma.** No podrá enfrentar los desafíos de la vida diaria o situaciones especialmente estresantes si no está bien descansada.

12. **Practique técnicas de relajación, incluida la meditación, la biorretroalimentación y la visualización.** Se ha demostrado que estas técnicas de relajación reducen la ansiedad, disminuyen la gravedad de la insuficiencia cardíaca congestiva y de los dolores de cabeza y controlan la presión arterial; incluso pueden ayudar a prevenir infartos y accidentes cerebrovasculares y a reducir los niveles de adrenalina, que también ayuda al corazón. Hay varios sitios web de buena reputación que pueden ayudarla a aprender estas técnicas, como www.nimh.nih.gov, www.heart.org y www.mayoclinic.org.

Algunas actividades para reducir el estrés

A veces, necesitamos tomarnos un recreo de nuestras vidas estresantes y ocupadas, y hacer algo divertido que nos ayude a relajarnos. Cuando estamos felices, es más fácil superar los desafíos de la vida diaria. Las mujeres suelen poner sus propias necesidades al final de la lista y, como resultado de esto, las cosas que las hacen felices pueden quedar a un lado. Es como una rueda de hámsteres. Una vez que nos subimos, es difícil bajarnos, pero debemos detener la rueda y dedicar tiempo a nosotras. Por ejemplo:

Encuentre un pasatiempo. Seguramente haya cosas que siempre quiso hacer, aprender o probar, así que ahora que ha programado un tiempo para usted, hágalo. Dibujar, pintar, jugar a las cartas u otros juegos, tejer, bordar, tejer a croché, hacer crucigramas y jugar al sudoku son todos buenos pasatiempos para aliviar el estrés. La jardinería es un buen pasatiempo también y le permite estar al aire libre. Recuerde que un pasatiempo es *cualquier actividad* que realice en su tiempo libre y que le dé placer. Ese es el único objetivo.

Programe tiempo para uno. Tal vez no necesite un pasatiempo y lo único que necesite sea tiempo para usted para no hacer nada en particular. Eso también está bien; simplemente, asegúrese de que así sea. Tome un baño largo, llame a una amiga por teléfono o encuéntrese con alguien para desayunar, almorzar o cenar. Vaya al cine, realice una caminata o lea un libro. Asegúrese de que sea algo que disfrute, que implique un recreo de su rutina regular y que hacerlo la haga sentir bien.

Escuche o toque música. La música reduce el estrés y mejora la salud física y mental. Lo bueno de esta actividad es que puede hacerla en cualquier momento, incluso cuando esté haciendo otras cosas. Encienda la radio (consiga una resistente al agua para la ducha), escuche música en su iPhone o ponga su CD favorito y absorba la energía positiva que viene de la música. La música también complementa otros hábitos de vida saludables al brindar una sensación de paz, marcar el ritmo y estimular la mente, así que lleve música a su caminata matutina o reprodúzcala de fondo mientras lee, escribe en su diario, hace ejercicio o cocina. Si toca un instrumento, esa es la manera perfecta de dejar que la música haga su magia.

Tómese un momento y ríase. La risa es buena para la salud. No es broma. Lea chistes en Internet, llame a un amigo, aprenda un chiste, vea una película graciosa, lo que sea. La risa en verdad provoca cambios saludables en el cuerpo. Relaja el cuerpo, reduce la producción de las hormonas de estrés, produce anticuerpos para ayudar al sistema inmune, impulsa la producción de endorfinas que reducen el dolor y brinda protección contra los ataques cardíacos al mejorar el flujo sanguíneo. Reír nos ayuda a vincularnos con los demás.

Siga nuestra prescripción y aproveche este medicamento gratuito, al menos una vez por día.

Prémiese. Hablamos de que se dé algún gusto especial que no necesariamente cueste dinero. Por ejemplo, encienda velas y tome un baño largo, disfrute de ir al cine, cene con sus amigos o cómprese un pequeño regalo.

Mantenga una actitud positiva y una buena autoestima

Más que nada, mantener una actitud positiva y una buena autoestima le dará los recursos para ver el estrés como un *desafío* en vez de como un *problema*. Una actitud positiva la ayuda cuando se encuentra ante situaciones que están fuera de su control, ya que le da el coraje para aceptarlas y sacar el mayor provecho de ellas. Lo siguiente la ayudará a controlar mejor el estrés de la vida:

- **Mantenga la calma.** Deténgase antes de reaccionar. Respire hondo. Evalúe racionalmente las opciones disponibles.

- **Dese unas palabras de ánimo.** Puede superar esta situación.

- **Mantenga las cosas en perspectiva.** Reflexione sobre las soluciones posibles y opte por la que sea aceptable y viable.

- **Prepárese para lo peor, pero espere lo mejor.** Nunca pierda la esperanza. Lo más probable es que las cosas no sean tan malas como imagina.

- **Valore la experiencia.** Siempre hay una lección para aprender. Cualquier cosa que aprenda, incluso a partir de una situación difícil, puede ayudarla en el futuro.

- **Comience cada día con un desayuno saludable.** Una comida bien equilibrada con proteínas, granos integrales o carbohidratos complejos y frutas mantiene los niveles de azúcar en la sangre y le da la energía necesaria para pensar con claridad. Si necesita comer algo a la pasada, la avena instantánea, la granola, las frutas y el yogur descremado son buenas opciones.

- **Viva la vida un día a la vez.** Independientemente de lo negativo que parezca todo, cada día es un nuevo día. El estrés no desaparecerá de su vida, pero una actitud positiva la ayudará a controlarlo y a prepararla para lo que vendrá.

A medida que completa la Semana 5, es importante que reconozca y valore los cambios saludables que está haciendo. ¡Felicitaciones por su progreso! Siga así.

P.A.S.O.S. permanentes para tener un corazón saludable

Ahora es momento de poner en práctica los cambios en el estilo de vida *Heart Smart* que aprendió en las últimas cinco semanas. ¿Recuerda esos "pasos pequeños" mencionados al comienzo de este libro? Integrar estas nuevas conductas en su vida las convertirá en nuevos hábitos y los nuevos hábitos pronto se volverán permanentes.

Volvamos a Claudia

Al repasar el caso de Claudia, la ejecutiva bancaria de 48 años, que viaja frecuentemente por trabajo y es madre de dos adolescentes muy activas, nos damos cuenta de que sus síntomas de fatiga, palpitaciones, dificultad para respirar y ansiedad general eran, en realidad, signos de advertencia de una obstrucción de su arteria coronaria. Por suerte, Claudia y sus médicos lo detectaron a tiempo y pudieron abordar el problema realizando un procedimiento de emergencia en el que implantaron un *stent* en su arteria. Sin embargo, nuestra historia no finaliza con el procedimiento de implante del *stent*, sino que este es solo el comienzo. En ese momento, Claudia comenzó a seguir el programa de Seis P.A.S.O.S. para desarrollar hábitos saludables para el corazón que perdurarán para toda su vida.

Claudia aprendió que, a pesar de su agenda apretada, su casa debía estar provista de refrigerios saludables, frutas, vegetales y grasas saludables. Logró que la ayudaran sus hijas adolescentes, quienes encontraron varios mercados de agricultores en el área y se organizaron en turnos para hacer las compras semanales de modo de surtir la despensa y la heladera con opciones saludables. De hecho, disfrutaban de tener la oportunidad de ser las responsables de elegir y comprar sus frutas y verduras favoritas, aguas saborizadas, frutos secos sin sal y manteca de maní. Además, ayudaban a mamá.

Una vez que Claudia y sus hijas vaciaron la casa de alimentos procesados e implementaron un horario de compras para asegurarse de tener una despensa bien surtida, ella pudo enfocarse en su rutina de ejercicio. Aun cuando viajaba, sabía que, si no podía ir al gimnasio, debía incorporar al menos 10,000 pasos a su horario diario. Compró un rastreador accesible y comenzó a medir todos sus pasos diarios. Se dio cuenta de que hay innumerables oportunidades para agregar pasos en el día sin cambiar la rutina de viajes y disfrutaba de la sensación de victoria que sentía y buena salud que estaba alcanzando.

Esto es lo que hizo: correr en el lugar por 5 a 10 minutos en la habitación del hotel, usar las escaleras en vez del ascensor, caminar desde el hotel hasta la oficina o realizar una caminata corta después del almuerzo; todo esto la ayudó a lograr su objetivo. Uno de los beneficios inesperados de incorporar pasos adicionales en su rutina de viajes empresariales fue que el ejercicio le permitió a Claudia dormir más profundamente cuando estaba lejos de su casa. Y al dormir mejor, se sintió menos estresada.

Claudia continuó siguiendo nuestro programa y haciendo cambios pequeños pero importantes en su hogar, su trabajo y sus rutinas de viaje. Ella y su marido decidieron que, después de la clase de deportes de los lunes por la tarde de sus hijas, ya no pararían en un restaurante de comida rápida para cenar. En vez de esto, irían a su casa y tendrían un "Lunes sin carne", en el que toda la familia podría participar cortando vegetales y eligiendo sus legumbres favoritas para la ensalada de la cena. Comenzaron a disfrutar de esas comidas, ya que era el momento en que todos dejaban a un lado los celulares, los programas de televisión y las computadoras, participaban en una actividad familiar y conversaban acerca de los eventos del día.

Para retomar su gusto por la fotografía, Claudia comenzó a llevarse la cámara a sus viajes de negocios. Logró encontrar entre 30 minutos y 1 hora en cada viaje para tomar fotografías, lo que le permitía relajarse y reducir su nivel de estrés. Compartió su cartera de fotografías con su médico, que se dio cuenta de lo feliz que la hacía haber retomado un pasatiempo olvidado. Su médico le recomendó que meditara para reducir su nivel de estrés. Claudia descubrió que, al usar técnicas sencillas de meditación y respiración, podía relajarse y desestresarse durante los momentos difíciles en el hogar y el trabajo.

El médico de Claudia también le sugirió que se uniera a un grupo de apoyo en el que se beneficiaría de las experiencias compartidas con otras mujeres con enfermedades cardíacas. Claudia tomó este consejo y se unió a WomenHeart: La National Coalition for Women with Heart Disease (Coalición Nacional para Mujeres con Enfermedades del Corazón, www.womenheart.org), donde conoció a otras mujeres que compartían sus desafíos y éxitos al enfrentar las enfermedades cardíacas.

Claudia es un caso de éxito. En su visita de seguimiento a los tres meses, ella y su médico se sorprendieron con lo siguiente: Como resultado de su cumplimiento del programa de Seis P.A.S.O.S. en seis semanas, la presión arterial finalmente llegó al nivel normal y ella pudo reducir la dosis de su medicación.

En camino hacia un corazón saludable

El ejemplo de Claudia demuestra que es posible hacer cambios simples en la vida, aunque tengamos un trabajo, una familia y un horario de viajes demandante. Aunque estos cambios parezcan pequeños, son fundamentales para lograr una buena salud y el bienestar general. Puede hacer estos cambios de a poco, pero hacerlos es esencial para vivir una vida *Heart Smart*. Una vez que comience a notar los beneficios (y así será), será cada vez más fácil mantener estos hábitos nuevos. Estos pasos pequeños y simples le permitirán lograr un estilo de vida más saludable y convertirse en una persona realmente *Heart Smart*.

La Semana 6 es el momento para revisar sus logros y evaluar dónde tiene oportunidades para mejorar. Es importante celebrar estos logros y estar orgullosa de ellos, pero también aprenderá mucho de sus errores cuando identifique qué no funcionó y comprenda por qué.

Al analizar las últimas semanas, piense en los logros y desafíos, y regístrelos en su diario. ¿Qué le resultó más difícil: cambiar sus hábitos de alimentación, hacer ejercicio o controlar el estrés? ¿Le resultó sencillo elegir alimentos más saludables? Cuando pasó a la Semana 2 e incorporó el ejercicio, tal vez pudo adaptarse a la nueva rutina de ejercicios, pero le costó mantener la rutina de alimentación saludable.

Si tuvo dificultades, no es la única. Es común que un aspecto del programa funcione mejor que otro al incorporar cambios en el estilo de vida en un período breve. Su compromiso a vivir una vida *Heart Smart* es un compromiso a largo plazo, y su diario será una herramienta valiosa para ayudarla a cumplirlo.

A medida que se acerca el final de la Semana 6, es hora de felicitarse. Está camino a solidificar los nuevos hábitos que ha desarrollado en las últimas seis semanas. Así que prémiese con un nuevo conjunto de ropa, una escapada de vacaciones o un día para relajarse y consentirse. Pero recuerde que la verdadera recompensa es que finalmente se ha puesto en primer lugar y está viviendo una vida *Heart Smart*.

Para citar a Aristóteles:

"Somos lo que hacemos siempre. La buena salud no es un acto, sino un hábito".

Prescripción para disminuir el riesgo de recurrencia: Prevención secundaria

Para los sobrevivientes a infartos

Si ha sobrevivido a un infarto, tiene mucho por lo que estar agradecida. En las últimas dos décadas, se han hecho avances importantes en el diagnóstico y el tratamiento de mujeres con enfermedades cardíacas. Se estima que la combinación de conciencia y tratamiento salva las vidas de más de 300 mujeres que sufren de todas las formas de enfermedades cardíacas *todos los días*. A esto lo llamamos prevención secundaria.

Si sobrevivió a un infarto, puede que todavía le genere miedo, confusión y preocupación realizar ciertos cambios en el estilo de vida e incorporar medicamentos en su rutina. Si no hace cambios en su vida ni aborda lo que la llevó a estar en riesgo en primer lugar, corre el riesgo de tener otro infarto. Este es el momento de comenzar de nuevo y seguir los consejos que le hemos dado para seguir en camino hacia una buena salud.

En este anexo, le damos información relevante para mujeres que ya han tenido un infarto. (Aunque no haya sufrido uno, continúe leyendo para poder ayudar a un amigo o ser querido que lo haya padecido). Después de un infarto, tal vez le inquiete poder retomar sus actividades diarias regulares y cumplir con las reglas de una vida saludable. Pero no hay nada de qué preocuparse. Puede hacerlo enfocándose en cambios pequeños pero consistentes en su forma de vida.

Recuperación después de una cirugía a corazón abierto

Si su cirugía implicó una incisión en el pecho a través del esternón, espere a que el hueso y la piel cicatricen antes de retomar sus actividades normales. Esto lleva entre 6 y 10 semanas. Seguramente, verá a su cirujano en las visitas de seguimiento regulares por los primeros dos o tres meses después de la cirugía, y él le informará cuando el esternón haya cicatrizado.

Incluso después de que la piel haya cicatrizado y el hueso se haya soldado completamente, la zona puede permanecer sensible por un tiempo, así que deberá ser creativa en cuanto a cómo vestirse, dormir y realizar las actividades diarias, incluida la actividad sexual y las posiciones sexuales. (Vea "Sí al sexo" más adelante en esta sección). Esto es temporario. Una vez que el esternón haya sanado por completo, esto ya no debería ser un problema. Si tiene alguna inquietud, hable con su médico.

La importancia de la rehabilitación cardíaca

Ya sea que haya tenido un infarto, se le haya colocado un *stent*, haya tenido una cirugía a corazón abierto o haya descubierto que su dificultad para respirar se relaciona con una falla cardíaca, su médico probablemente le recomiende que se inscriba en un programa de rehabilitación. La rehabilitación cardíaca está diseñada específicamente para ayudarla a recuperarse después de una cirugía cardíaca, un infarto o una hospitalización, e incluso a detener el progreso de la enfermedad después de un nuevo diagnóstico de determinadas afecciones cardíacas. Se ha demostrado que la rehabilitación cardíaca reduce las tasas de mortalidad, los síntomas de enfermedades y las hospitalizaciones.

La rehabilitación cardíaca y otros programas de prevención secundaria se han desarrollado para proteger contra la recurrencia de infartos mediante la actividad física regulada y el entrenamiento muscular. Este entrenamiento físico, además de la educación y el asesoramiento, le permitirán comprender mejor su afección además de algunas maneras prácticas de comer de forma más saludable y controlar el estrés, el enojo y la depresión, todos factores comunes de las enfermedades cardíacas. Los programas de rehabilitación cardíaca son especialmente valiosos, pero pocas mujeres los aprovechan. Un equipo coordinado de médicos, enfermeros y fisioterapeutas dirige estos programas, muchos de los cuales también ofrecen los servicios de nutricionista y profesionales de la salud conductual, además de acceso a modalidades de salud integradoras, como yoga y taichi.

Ingresar en un programa de rehabilitación cardíaca

Debe conversar con su médico sobre la posibilidad de ser remitida a rehabilitación cardíaca en el momento en que se presenta el episodio cardíaco. Es posible que deba esperar varias semanas o meses antes de que sea seguro comenzar la rehabilitación y probablemente requiera una prueba de esfuerzo para establecer su rutina de ejercicios ideal. Las sesiones de rehabilitación suelen ser de dos a tres veces por semana por un mínimo de 12 semanas. El programa se personalizará para usted teniendo en cuenta su actividad física previa al evento cardíaco, su nivel de resistencia física e información médica acerca de su corazón, además de los hallazgos de su prueba de esfuerzo. La actividad física se monitoreará inicialmente para controlar los valores de ECG, el ritmo cardíaco y la presión arterial, además de los síntomas que puede experimentar (como dolor de pecho, falta de aliento o cansancio en las piernas). La intensidad y la duración del ejercicio del programa aumentarán poco a poco mientras usted sea monitoreada. Este enfoque le permite conocer sin arriesgarse cuál es la forma ideal en que puede permanecer físicamente activa en el futuro. El control exhaustivo ha demostrado ser una manera efectiva de ayudar a las mujeres a aumentar su confianza y reducir los miedos de mantenerse activas. De esta experiencia de rehabilitación, obtendrá conocimientos acerca de la importancia de mantenerse activa y cómo hacerlo por su cuenta una vez que finalice el programa.

Más que solo ejercicio

Los programas de rehabilitación cardíaca también incluyen educación nutricional y acceso a profesionales de la salud conductual y a otros programas para optimizar la recuperación. Por ejemplo, puede haber sesiones grupales para el control del estrés o una evaluación personalizada realizada por un psicólogo o psiquiatra, ya que las nuevas investigaciones han confirmado lo que sospechábamos: el estrés, la depresión y el enojo pueden aumentar el riesgo de recurrencia de las enfermedades cardíacas.

Los programas de rehabilitación cardíaca también incluyen ayuda para dejar de fumar, remisiones a programas de sueño para quienes tienen problemas para dormir y apoyo social de parte de otras mujeres.

Sí al sexo

El sexo es un tema que está en la mente de cada paciente cardíaco. Ya sea que haya tenido una cirugía a corazón abierto o un infarto, seguramente se esté preguntando cuándo podrá retomar la actividad sexual o *si* es que podrá hacerlo. La buena noticia es que el sexo, al igual que cualquier otra actividad física, será nuevamente parte de su vida. A menos que su médico le indique lo contrario, puede retomar su actividad sexual cuando se sienta cómoda para hacerlo. Comience despacio y, si algo le molesta o le hace sentir molestias físicas, deténgase: lo mismo que haría si estuviera haciendo ejercicio o subiendo las escaleras. Y así como comienza cualquier ejercicio nuevo, informe a su médico cualquier síntoma nuevo o inusual, como dolor de pecho, palpitaciones o dificultad para respirar.

Después de una cirugía a corazón abierto, adopte un rol menos activo y evite la presión sobre el tórax o el pecho. Recuerde, esto es temporario. Sabrá cuándo está lista para reanudar sus posiciones sexuales normales.

Es muy importante que exista una comunicación fluida con su pareja. Converse acerca de sus sentimientos y miedos antes de reanudar la vida sexual. Su pareja probablemente tenga las mismas inquietudes. Hable sobre ellas y no permita que se conviertan en una situación estresante. El sexo debe ser divertido y aliviar el estrés, no causarlo.

Los vínculos entre la depresión, la ansiedad y la enfermedad cardíaca

La cardiología conductual es un área de investigación relativamente nueva, que busca comprender en mayor profundidad la conexión entre la salud cardíaca y la salud conductual. Una cosa es segura, si se siente angustiada, enojada o ansiosa después de haber sufrido un episodio cardíaco, no es la única. Los estudios demuestran que existen fuertes vinculaciones entre la depresión, la ansiedad y las enfermedades cardíacas en las mujeres. Las mujeres que padecen depresión no solo tienen el doble de probabilidades de desarrollar problemas cardíacos (incluso si no tienen otros factores de riesgo), sino que aquellas que ya padecen enfermedades cardíacas coronarias y sufren de depresión tienen el doble de riesgo de sufrir un infarto mortal. También es cierto que la depresión hace que sea más difícil controlar la presión arterial, algo crucial para prevenir infartos.

Más del 50 % de las mujeres afirman que sufren de depresión, ansiedad o ambas como resultado de su enfermedad cardíaca. Esto ayuda a explicar por qué son tan pocas las mujeres que verdaderamente introducen cambios en su estilo de vida tras haber experimentado un infarto. Si se siente deprimida o ansiosa, es poco probable que encuentre el incentivo o la energía para realizar los cambios necesarios para prevenir otro episodio, y esto incluso puede contribuir a que no tome los medicamentos indicados ni programe las consultas de seguimiento con su médico.

Si se siente así, no sufra en silencio. Llame a su médico tan pronto como sea posible. Cuando se está recuperando de un infarto, su salud emocional es tan importante como la salud física. Por eso, no dude en pedir ayuda.

La depresión y la ansiedad son afecciones médicas completamente tratables que responden a una combinación de medicamentos y asesoramiento psicológico. ¡No intente combatir estas afecciones sola! Hable con su médico sobre los síntomas, entre los que se pueden encontrar la ira, la angustia, la ansiedad, la falta de interés en las actividades placenteras o los cambios importantes en los patrones de sueño y alimentación. Este será el primer paso para recuperar su vida.

Incluso si no siente el deseo de hacerlo, intente acercarse a sus amigos y familiares. Manténgase en contacto con una llamada o una nota, y no se aleje de sus amigos. Contar con una fuerte red de contención mejora la expectativa de supervivencia de mujeres deprimidas con enfermedades cardíacas. Su bienestar y recuperación óptima dependen de ello. Para recibir ayuda, debe pedirla.

Dónde obtener ayuda

Hable con sus amigos y familiares sobre su enfermedad cardíaca. Explíqueles de qué se trata y hable con ellos sobre lo que está atravesando. Algunos de los cambios en el estilo de vida que deberá introducir le resultarán más sencillos si cuenta con otras personas que la comprenden y participan de estos cambios. Obtenga folletos en el consultorio del médico, solicite información sobre cómo vivir con una enfermedad cardíaca y sobrellevarla en el sitio web de la American Heart Association (www.heart.org) o en el sitio web de la organización WomenHeart (www.womenheart.org) y compártala con sus allegados. De esta manera, sabrán lo que está atravesando y cómo ayudarla a lo largo de su recuperación.

Obtenga ayuda profesional. Pídale a su médico o a otro profesional de la salud que la derive o le recomiende un profesional adecuado para usted.

Pruebe con grupos de apoyo. En algunos casos, hablar con otros que están pasando por lo mismo que usted puede serle de ayuda, y los grupos de apoyo pueden ayudarla a conectarse con otras mujeres que también padecen enfermedades cardíacas. Su médico podrá brindarle información sobre los grupos que funcionan en su área.

Tome la medicación que le indique su médico. Si su médico le ha indicado antidepresivos, tómelos de la forma indicada. Recuerde que, en general, estos medicamentos no suelen tener un efecto inmediato, sino que demoran unas semanas para surtir su máximo efecto. Para la mayoría de las mujeres, la combinación de asesoramiento psicológico y medicamentos es la herramienta más efectiva para combatir la depresión.

Ejercicio

Sostener un programa de ejercicio es importante para mantener la enfermedad cardíaca a raya, y es igualmente importante para prevenir un segundo infarto. Relea la Semana 2 del programa de Seis P.A.S.O.S. en seis semanas y muévase un poco todos los días. Si tiene alguna inquietud debido a que ha padecido un infarto o se está recuperando de una cirugía y si no está segura de cuánto ejercicio debería realizar o qué tipo de ejercicios debe practicar, converse con su médico sobre la rehabilitación cardíaca. Es posible que su seguro cubra este tipo de programas. Al participar en un programa de rehabilitación, ganará la confianza que necesita para realizar más actividad física y obtendrá el beneficio adicional de conocer a otras personas que combaten los mismos problemas médicos que usted. Las estadísticas demuestran que los programas de rehabilitación cardíaca no solo aportan grandes beneficios a las mujeres, sino que muchas de ellas alcanzan una mejor calidad de vida de la que tenían antes de sufrir el infarto.

Cabe aclarar que nunca es demasiado tarde para adoptar un estilo de vida más activo. Si no sabe cómo comenzar, consulte la Semana 2 de nuestro programa y relea las pautas. No es necesario que se inscriba en un gimnasio. Sin embargo, como mínimo, debe realizar una caminata corta todos los días y recorrer distancias cada vez más largas o aumentar el ritmo a medida que gane resistencia. Las caminatas son una excelente forma de ejercicio, ya que se trata de un ejercicio aeróbico que aumenta la frecuencia cardíaca, y se ha demostrado que caminar disminuye la incidencia de enfermedades cardíacas y accidentes cerebrovasculares. Se ha demostrado que una caminata enérgica disminuye la incidencia de infarto y muerte a causa de enfermedades cardíacas en las mujeres. Si prefiere realizar otros tipos de ejercicio aeróbico, como nadar, correr o andar en bicicleta, también son bienvenidos. Recuerde, sin embargo, consultar a su médico antes de iniciar cualquier rutina de ejercicios.

En resumen, la actividad física mantiene el corazón y los huesos saludables y fuertes. Por eso, ¡*muévase más*!

Tome sus medicamentos

Asegúrese de no tener dudas sobre *ninguno* de los medicamentos que está tomando. Esto implica conocer el nombre de cada uno de los medicamentos, la dosis indicada, los efectos secundarios y el momento del día adecuado en que debe tomarlos. Tomar los medicamentos que le recetó el médico de forma correcta puede hacer una gran diferencia en su salud general y su capacidad para recuperarse y prevenir un segundo infarto. Si tiene alguna inquietud respecto de los medicamentos que le fueron indicados, consulte a su médico o farmacéutico, y no deje de tomarlos bajo ninguna circunstancia sin consultar antes a su médico. Dejar de tomar sus medicamentos de forma abrupta puede llegar a ser peligroso. Si cree que está experimentando efectos adversos a causa de uno o más medicamentos, asegúrese de notificar sus inquietudes a su médico de inmediato. Si el costo de los medicamentos es un problema para usted, también coménteselo a su médico; suele haber alternativas más económicas que su médico puede recetarle.

Aspirina

Los estudios demuestran que, en el caso de las mujeres que han sufrido un infarto, tomar una dosis baja de aspirina (81 mg) todos los días contribuye a reducir el riesgo de sufrir otro infarto y otorga el beneficio adicional de prevenir un accidente cerebrovascular. La aspirina también contribuye a que se mantengan abiertas las arterias de las mujeres que han sido sometidas a una cirugía de revascularización coronaria u otros procedimientos, como una angioplastia coronaria. Es especialmente importante que tome aspirina de forma periódica si se le ha colocado un *stent* tras haber sufrido un infarto; no deje de tomarla a menos que su cardiólogo lo indique. Para algunas personas, la aspirina puede ser un factor de riesgo, especialmente si ha experimentado hemorragias graves en el pasado. Por este motivo, asegúrese de informar a su médico si este es su caso.

Procure no confundir la aspirina con otros productos de venta libre para tratar el dolor, como el paracetamol (Tylenol), el ibuprofeno (Advil, Motrin) o el naproxeno sódico (Aleve). Estos productos son efectivos para aliviar el dolor y la fiebre, pero solo la aspirina tiene un efecto beneficioso comprobado en la prevención de accidentes cerebrovasculares o un nuevo infarto. Si toma aspirina, procure no tomar ninguno de los medicamentos mencionados anteriormente a menos que un médico lo apruebe. Recuerde siempre hablar con su médico sobre todos los medicamentos que toma, incluso los de venta libre.

Pastillas anticonceptivas y terapia de reemplazo hormonal (TRH)

La American Heart Association *no* recomienda la TRH como método de prevención de enfermedades cardíacas; aconseja, en cambio, que las mujeres fumadoras, con presión arterial alta o quienes han sufrido un accidente cerebrovascular *no* deberían *tomar hormonas.*

Si, al momento de su episodio cardíaco, se encontraba con TRH oral, hable con su médico sobre cómo discontinuar el tratamiento de forma segura. No interrumpa el tratamiento de forma repentina. Por otro lado, muchas mujeres, incluso las mujeres que padecen enfermedades cardíacas, suelen tomar estrógenos tópicos para combatir los síntomas de sequedad vaginal, pero es necesario analizar estas cuestiones con su médico.

Consulte a su dentista de forma periódica

Las enfermedades de las encías como la gingivitis o las enfermedades periodontales pueden, en algunos casos, duplicar las probabilidades de padecer arteriopatías coronarias. Esto puede deberse a un aumento de la inflamación producida por la enfermedad periodontal, incluso si esta es leve, o a la presencia de bacterias en la boca que ingresan al torrente sanguíneo y empeora la acumulación de placa en las paredes arteriales.

Más aún, las enfermedades de las encías pueden empeorar las afecciones cardíacas existentes debido a que causan endocarditis infecciosa. Si su dentista y cardiólogo determinan que sus problemas cardíacos implican un riesgo para usted, le indicarán que tome antibióticos antes de realizarse cualquier procedimiento dental. Asegúrese de tomar estos antibióticos y de seguir las indicaciones antes de cada consulta al dentista, incluso si se trata de una simple limpieza bucal.

Proteja su corazón mediante una higiene bucal adecuada. Cepíllese los dientes dos veces al día y utilice hilo dental cada noche antes de acostarse. Asegúrese, además, de realizarse limpiezas bucales de forma periódica, entre una y cuatro veces por año, según lo indique su dentista.

Elija ser feliz

Cuando nos sentimos bien, somos más felices y tenemos una mirada optimista sobre el futuro. Si no se siente así la mayoría de los días o si suele despertarse con una sensación de estrés o preocupación, su salud puede verse afectada. Si bien algunas personas son más felices u optimistas que otras, todos podemos elegir ser más felices. La ciencia de la felicidad ha recibido mucha atención durante la última década, y sabemos que hay habilidades que podemos poner en práctica para tener una vida más feliz y optimista.

Por supuesto, todos tenemos días malos, incluso semanas o meses malos, pero si se siente estresada, triste o pesimista sobre el futuro, debe hacer algo al respecto. Comience por acercarse a sus amigos, familiares o incluso a su médico.

No asuma lo peor. Es posible que solo necesite un poco de ayuda emocional o psicológica. Tal vez sea hora de retomar un pasatiempo que disfrute. Salga de su hogar y disfrute de una película, de salir a comer afuera o de escuchar música. Vea a sus amigos. Haga cualquier cosa que le dé felicidad y placer. Tal vez necesita eliminar algunas tareas de su lista de quehaceres y tener más tiempo para usted. Tan solo 10 minutos al día para hacer nada pueden hacer la diferencia. Es tan importante dedicar tiempo a las actividades que disfruta como identificar, minimizar y eliminar los factores de estrés que la hacen infeliz.

Recuerde, como con todos los demás cambios de estilo de vida, esta no es una ecuación de todo o nada. Algunos factores de estrés, simplemente, son inevitables, de la misma manera que no todos contamos con tiempo libre ilimitado para realizar las actividades que nos gustan. Pero lo importante es darse la oportunidad de ser más feliz al hacer los cambios que se puedan hacer.

Confíe en su intuición

Hemos escuchado a muchas mujeres decir que tenían la sensación de que algo no andaba bien antes de sufrir un infarto. Este no es un dato menor. Si sospecha que algo no está bien, confíe en sus instintos, su intuición femenina. Hace mucho tiempo que ejercemos esta profesión, vemos pacientes y escuchamos historias como para reconocer que hacer caso a una fuerte corazonada puede salvarnos la vida. No tema buscar una segunda o incluso una tercera opinión si siente que su médico no toma sus inquietudes en serio o minimiza sus síntomas. Si sigue sintiendo que algo no está bien, encuentre a un médico que la escuche y responda a sus inquietudes.

Ejercicios de fuerza
y flexibilidad

Antes de comenzar cualquier rutina de fuerza y flexibilidad, debe consultar a su médico. Una vez que esté lista para comenzar su entrenamiento de fuerza y flexibilidad, puede utilizar la información a continuación a modo de guía general para comenzar a ejercitarse.

Ejercicios de flexibilidad

Realice entre tres y cinco repeticiones de cada ejercicio de estiramiento en todas las sesiones de entrenamiento. Estírese lentamente hasta alcanzar la posición deseada, tanto como sea posible sin sentir dolor, y mantenga la posición durante 10 a 30 segundos. Relájese, respire y repita el ejercicio. Intente llegar más lejos cada vez. A continuación, encontrará ocho ejercicios de flexibilidad para comenzar su rutina:

1. Estiramiento del cuello

2. Estiramiento de hombros y la parte superior de los brazos

3. Estiramiento de la parte superior

4. Estiramiento de la parte posterior de las piernas

5. Estiramiento de los muslos

6. Estiramiento de la cadera

7. Estiramiento de la espalda baja

8. Estiramiento de las pantorrillas

Estiramiento del cuello

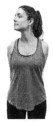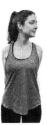

1. Párese o siéntese en una silla resistente.

2. Mantenga los pies en el piso y separados al ancho de los hombros.

3. Gire la cabeza lentamente hacia la derecha hasta que sienta un leve estiramiento. Trate de no llevar la cabeza hacia adelante ni hacia atrás, sino mantenerla en una posición que le resulte cómoda.

4. Mantenga la posición entre 10 y 30 segundos.

5. Gire la cabeza hacia la izquierda y mantenga la posición entre 10 y 30 segundos.

6. Repita el ejercicio entre tres y cinco veces.

Estiramiento de hombros y la parte superior de los brazos

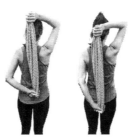

1. Párese con los pies separados al ancho de los hombros.

2. Sostenga el extremo de una toalla en la mano derecha.

3. Eleve y flexione el brazo derecho de modo que la toalla caiga sobre la espalda. Mantenga el brazo derecho en esta posición y sostenga la toalla.

4. Lleve el brazo izquierdo a la parte baja de la espalda y agarre el otro extremo de la toalla.

5. Para estirar el hombro derecho, tire de la toalla con la mano izquierda. Deténgase cuando sienta un estiramiento o una leve incomodidad en el hombro derecho.

6. Repita el ejercicio entre tres y cinco veces.

7. Cambie de lado y repita el ejercicio entre tres y cinco veces.

Estiramiento de la parte superior

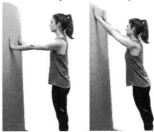

1. Párese frente a una pared a una distancia apenas mayor que el largo de los brazos y separe los pies al ancho de los hombros.

2. Incline el cuerpo hacia adelante y apoye las palmas contra la pared a la altura de los hombros con la misma separación que los pies.

3. Sin encorvar la espalda, desplace las manos hacia arriba hasta que los brazos estén por encima de la cabeza.

4. Mantenga esta postura entre 10 y 30 segundos.

5. Desplace las manos hacia abajo lentamente.

6. Repita el ejercicio entre tres y cinco veces.

Estiramiento de la parte posterior de las piernas

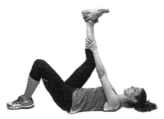

1. Recuéstese sobre la espalda con la rodilla izquierda flexionada y el pie izquierdo apoyado en el piso.

2. Eleve la pierna derecha con la rodilla apenas flexionada.

3. Tómese la pierna derecha con ambas manos y trate de mantener la cabeza y los hombros apoyados en el suelo.

4. Tire de la pierna derecha suavemente hacia el cuerpo hasta que sienta un estiramiento en la parte posterior de la pierna.

5. Mantenga la posición entre 10 y 30 segundos.

6. Repita el ejercicio entre tres y cinco veces.

7. Repita el ejercicio entre tres y cinco veces con la pierna izquierda.

Estiramiento de los muslos

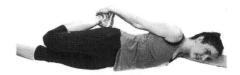

1. Recuéstese de lado con las piernas estiradas y las rodillas juntas.

2. Apoye la cabeza sobre un brazo.

3. Flexione la rodilla superior y tómese por detrás la punta del pie. Si no puede alcanzar el pie, coloque una banda de resistencia, un cinturón o una toalla en el pie y tome ambos extremos.

4. Tire de la pierna suavemente hasta que sienta un estiramiento en el muslo.

5. Mantenga la posición entre 10 y 30 segundos.

6. Repita el ejercicio entre tres y cinco veces.

7. Repita el ejercicio entre tres y cinco veces con la otra pierna.

Estiramiento de la cadera

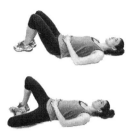

1. Recuéstese sobre la espalda con las piernas juntas, las rodillas flexionadas y los pies apoyados en el piso. Intente mantener los hombros apoyados en el piso durante todo el ejercicio.

2. Baje una rodilla lentamente y llévela hacia un lado tan lejos como pueda sin perder comodidad. Mantenga los pies juntos e intente no mover la otra pierna.

3. Mantenga la posición entre 10 y 30 segundos.

4. Suba la rodilla lentamente.

5. Repita el ejercicio entre tres y cinco veces.

6. Repita el ejercicio entre tres y cinco veces con la otra pierna.

Estiramiento de la espalda baja

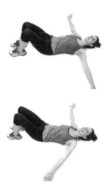

1. Recuéstese sobre la espalda con las piernas juntas, las rodillas flexionadas y los pies apoyados en el piso. Intente mantener los hombros y brazos apoyados en el piso durante todo el ejercicio.

2. Manteniendo las rodillas juntas y flexionadas, baje ambas piernas lentamente hacia un lado tan lejos como pueda sin perder la comodidad.

3. Mantenga la posición entre 10 y 30 segundos.

4. Vuelva a llevar las piernas hacia arriba lentamente y repita el ejercicio hacia el otro lado.

5. Alterne los lados y repita el ejercicio entre tres y cinco veces hacia cada lado.

Estiramiento de las pantorrillas

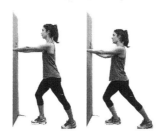

1. Párese frente a una pared a una distancia apenas mayor que el largo de los brazos y separe los pies al ancho de los hombros.

2. Apoye las palmas contra la pared a la altura de los hombros con la misma separación que los pies.

3. Dé un paso hacia adelante con la pierna derecha y flexione la rodilla derecha. Sin dejar de apoyar toda la planta de los pies en el suelo, flexione la rodilla izquierda levemente, hasta que sienta un estiramiento en la pantorrilla izquierda. No debería sentir ninguna incomodidad. Si no siente el estiramiento, flexione la rodilla derecha hasta que lo sienta.

4. Mantenga la posición entre 10 y 30 segundos y regrese a la posición inicial.

5. Repita el ejercicio con la otra pierna.

6. Alterne las piernas y repita el ejercicio entre tres y cinco veces con cada pierna.

Ejercicios de entrenamiento de fuerza

Los ejercicios de fuerza sirven para desarrollar los músculos. Al comenzar una rutina de entrenamiento de fuerza, elija un peso o un nivel de resistencia que le permita hacer dos series de 10 repeticiones. Cuando le resulte demasiado sencillo hacer los ejercicios, aumente el peso o el nivel de resistencia. Con respecto a los ejercicios en los que se usa el peso corporal (flexiones, planchas, sentadillas, etc.), comience por realizar dos series de una o dos repeticiones y aumente las repeticiones hasta llegar a 10 por serie.

Intente hacer ejercicios de fuerza que involucren a todos los grandes grupos musculares dos o más días a la semana durante 30 minutos seguidos, pero procure no ejercitar el mismo grupo de músculos dos días seguidos.

Los seis ejercicios de fuerza que se detallan a continuación involucran las partes superior e inferior del cuerpo.

Ejercicios para la parte superior

1. Flexión de brazos

2. Elevación lateral de brazos

3. Fondos con silla

Ejercicios para la parte inferior

1. Elevación de pierna hacia atrás

2. Estiramiento de piernas

3. Elevación de talones

Flexión de brazos

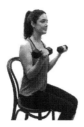

1. Párese o siéntese con los pies separados al ancho de los hombros.

2. Sostenga las pesas a los lados con los brazos estirados y las palmas hacia adelante. Inhale lentamente.

3. Mientras exhala, flexione lentamente los codos y eleve las pesas hacia el pecho. Mantenga los codos a los lados.

4. Mantenga la posición durante un segundo.

5. Inhale a medida que baja los brazos.

6. Repita el ejercicio entre 10 y 15 veces.

7. Descanse y luego repita el ejercicio entre 10 y 15 veces más.

Elevación lateral de brazos

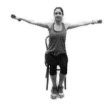

1. Párese o siéntese en una silla resistente sin apoyabrazos.

2. Mantenga los pies apoyados en el piso y separados al ancho de los hombros.

3. Sostenga las pesas a los lados con los brazos estirados y las palmas hacia adentro.

4. Mientras exhala lentamente, eleve ambos brazos hacia los lados hasta llegar a la altura del hombro.

5. Mantenga la posición durante un segundo.

6. Inhale a medida que baja los brazos hacia cada lado.

7. Repita el ejercicio entre 10 y 15 veces.

8. Descanse y luego repita el ejercicio entre 10 y 15 veces más.

Fondos con silla

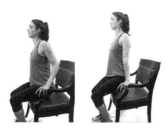

1. Siéntese en una silla resistente con apoyabrazos con los pies apoyados en el piso separados al ancho de los hombros.

2. Inclínese levemente hacia adelante y mantenga la espalda y los hombros rectos.

3. Sujete los apoyabrazos con las manos. Inhale lentamente.

4. Mientras exhala, use los brazos para elevar el cuerpo de la silla.

5. Mantenga la posición durante un segundo.

6. Inhale a medida que baja la espalda hasta sentarse.

7. Repita el ejercicio entre 10 y 15 veces.

8. Descanse y luego repita el ejercicio entre 10 y 15 veces más.

Elevación de pierna hacia atrás

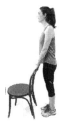 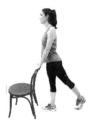

1. Sosténgase del respaldo de una silla resistente o una mesada para no perder el equilibrio. Inhale lentamente.

2. Mientras exhala, eleve una pierna estirada hacia atrás sin flexionar la rodilla ni tensar el tobillo de modo que los dedos del pie miren hacia adelante. Intente no inclinarse. La pierna sobre la que apoya el peso debe estar ligeramente flexionada.

3. Mantenga la posición durante un segundo.

4. Inhale a medida que baja la pierna lentamente.

5. Repita el ejercicio entre 10 y 15 veces.

6. Repita el ejercicio entre 10 y 15 veces con la otra pierna.

7. Repita el ejercicio entre 10 y 15 veces más con cada pierna.

Estiramiento de piernas

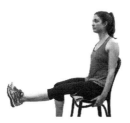

1. Siéntese en una silla resistente con la espalda apoyada en el respaldo. Apoye únicamente los dedos y la parte delantera de la planta del pie en el piso.

2. Coloque una toalla enrollada en el borde de la silla debajo de los muslos para obtener más apoyo.

3. Inhale lentamente.

4. Mientras exhala, extienda lentamente una pierna delante de usted, lo más estirada posible, sin trabar la rodilla.

5. Flexione el pie para que los dedos apunten al techo. Mantenga la posición durante un segundo.

6. Inhale a medida que baja la pierna nuevamente.

7. Repita el ejercicio entre 10 y 15 veces.

8. Repita el ejercicio entre 10 y 15 veces con la otra pierna.

9. Repita el ejercicio entre 10 y 15 veces más con cada pierna.

Elevación de talones

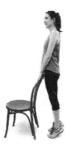

1. Párese detrás de una silla resistente con los pies separados al ancho de los hombros y sosténgase de la silla para no perder el equilibrio. Inhale lentamente.

2. Mientras exhala, párese en puntas de pie lentamente, tanto como le sea posible.

3. Mantenga la posición durante un segundo.

4. Inhale a medida que baja los talones hasta apoyarlos en el piso.

5. Repita el ejercicio entre 10 y 15 veces.

6. Descanse y luego repita el ejercicio entre 10 y 15 veces más.

Como ya hemos indicado anteriormente, estos ejercicios sirven a modo de guía general para que comience una rutina de ejercicio. Según su estado de aptitud física, puede practicar ejercicios más desafiantes. Para obtener más información, visite el sitio web de publicaciones sobre la salud de Harvard, www.health.harvard.edu, o el sitio web de la American Heart Association, www.healthyforgood.heart.org.

También existen muchos videos y libros que la ayudarán a diseñar su propia rutina de ejercicio; recomendamos el libro *Mayo Clinic Fitness for Everybody* (Ejercicio para todos de Mayo Clinic). Este libro contiene 150 ejercicios sencillos con ilustraciones y está disponible en la tienda en línea www.amazon.com o en el sitio de publicaciones de Mayo Clinic www.bookstore.mayoclinic.com.

Medicamentos, tratamientos y exámenes comunes para el corazón

Una vez que se ha desarrollado una enfermedad cardíaca, o si desea reducir el riesgo de desarrollar una enfermedad cardíaca en los casos en los que hay factores de riesgo, existen varias opciones de tratamiento como, por ejemplo, diversos tipos de medicamentos. Algunos medicamentos disminuyen la carga de trabajo del corazón, mientras que otros reducen las posibilidades de tener un infarto o una muerte súbita. Otros, en cambio, previenen o retrasan la necesidad de someterse a procedimientos especiales, como una angioplastia o una cirugía de revascularización coronaria. Por lo general, se utilizan varios tipos de medicamentos.

Medicamentos

Los IECA (Inhibidores de la enzima convertidora de angiotensina) ayudan a disminuir la presión arterial y reducir el esfuerzo del corazón. También contribuyen a reducir el riesgo de infartos e insuficiencias cardíacas en el futuro. Entre los inhibidores ECA más comunes se incluyen los siguientes: benazepril (Lotensin), captopril (Capoten), enalapril (Vasotec), lisinopril (Prinivil, Zestril) y ramipril (Altace).

Los BRA (bloqueadores del receptor de la angiotensina) se parecen a los IECA en que se utilizan, también, como método de protección en pacientes con hipertensión, insuficiencia cardíaca o incluso enfermedades renales. Los BRA son menos proclives a producir tos como efecto secundario, algo que es muy común entre los pacientes que toman IECA.

Los anticoagulantes ayudan a prevenir la formación de coágulos en las arterias que puedan obstruir el flujo sanguíneo. En algunos casos de frecuencia cardíaca anormal, es posible que se indiquen para reducir el riesgo de padecer un accidente cerebrovascular. Un anticoagulante muy común es la warfarina (Coumadin).

Los anticoagulantes orales novedosos son agentes más nuevos utilizados con los mismos fines que los anticoagulantes tradicionales, pero no requieren análisis de sangre periódicos para controlar la dosificación. Entre estos se incluyen el dabigatrán (Pradaxa), el apixabán (Eliquis) y el rivaroxabán (Xarelto).

La aspirina y otros agentes antiplaquetarios también ayudan a prevenir la formación de coágulos en las arterias que pueden obstruir el flujo sanguíneo. Es posible que la aspirina no sea adecuada para algunos pacientes, ya que aumenta el riesgo de desarrollar hemorragias. Es posible combinar otros agentes antiplaquetarios con la aspirina, como el ticagrelor (Brilinta), el prasugrel (Effient) y el clopidagrel (Plavix).

Los bloqueadores beta bajan la frecuencia cardíaca y la presión arterial para reducir la carga de trabajo del corazón. Se utilizan para aliviar anginas o reducir el riesgo de infarto en el futuro. También son efectivos en el tratamiento de insuficiencias cardíacas. Entre los bloqueadores beta se incluyen el atenolol (Tenormin), el metoprolol (Lopressor), el propanolol (Inderal) y el carvedilol (Coreg).

Los bloqueadores del canal de calcio relajan los vasos sanguíneos y bajan la presión arterial, alivianan la carga de trabajo del corazón, ayudan a ensanchar las arterias coronarias y alivian y controlan la angina. También se utilizan para tratar causas comunes de palpitaciones. Entre los medicamentos más utilizados se encuentran el amlodipino (Norvasc), el verapamil y el diltiazem (Cardizem).

Los medicamentos que disminuyen el colesterol ayudan a reducir los niveles de colesterol a los niveles recomendados por el médico. Los medicamentos reductores de colesterol más utilizados son las estatinas: simvastatina (Zocor), atorvastatina (Lipitor), rosuvastatina (Crestor) y pravastatina (Pravachol). Puede combinarse ezemitiba (Zetia) con una estatina para reducir aún más los lípidos. Los niveles altos de triglicéridos se tratan con gemfibrozil (Lopid) o fenofibrato (Tricor).

Los nitratos de acción prolongada son similares a la nitroglicerina, pero actúan por más tiempo y reducen la ocurrencia de dolores en el pecho si se los utiliza de forma periódica durante un largo tiempo. Entre los nitratos más utilizados se encuentran el dinitrato de isosorbida y la nitroglicerina. Para aquellos pacientes con dolor persistente en el pecho a pesar del uso de medicamentos, puede utilizarse un agente más nuevo llamado ranolazina (Ranexa).

Un estudio clínico de investigación reciente demostró que las pacientes afroamericanas con insuficiencia cardíaca que toman una combinación de medicamentos con dinitrato de isosorbida e hidralazina (BiDil) en dosis fijas experimentaron una reducción considerable de insuficiencias cardíacas que podrían provocar la muerte.

La nitroglicerina ensancha las arterias coronarias, aumenta el flujo sanguíneo hacia el corazón y alivia el dolor en el pecho. Los comprimidos de nitroglicerina sublingual (NTG-SL) son comprimidos pequeños que se colocan debajo de la lengua en casos de dolor agudo en el pecho.

Los diuréticos se utilizan para bajar la presión arterial, y pueden resultar útiles en el caso de pacientes con insuficiencia cardíaca. Entre estos se incluyen la furosemida (Lasix) y la hidroclorotiazida (HCTZ).

Tratamientos invasivos o quirúrgicos

La cirugía o intervención cardíaca, junto con el uso óptimo de medicamentos, puede ser necesaria en algunas situaciones clínicas y puede resultar más efectiva para controlar los síntomas e incluso prolongar la vida. Estos tratamientos (como la angioplastia o la cirugía de revascularización coronaria y colocación de *stent*) se utilizan para tratar arteriopatías coronarias en el caso de que los medicamentos y los cambios en el estilo de vida no mejoren los síntomas, o si las obstrucciones son numerosas y severas.

La angioplastia abre las arterias coronarias obstruidas o estrechadas, lo que mejora el flujo sanguíneo hacia el corazón, alivia el dolor en el pecho y posiblemente prevenga un infarto. En ocasiones, se puede colocar un dispositivo llamado *stent* en la arteria para mantenerla abierta después del procedimiento.

Durante una **cirugía de revascularización coronaria**, se toman arterias o venas de otras partes del cuerpo para crear un puente en las arterias coronarias estrechadas. La cirugía de revascularización coronaria puede mejorar el flujo sanguíneo hacia el corazón, aliviar el dolor en el pecho y prevenir un infarto.

Su médico puede indicarle **rehabilitación cardíaca** en caso de angina o luego de una cirugía de revascularización coronaria, una angioplastia o un infarto, o bien si presenta síntomas de insuficiencia cardíaca que empeoran con el tiempo. La rehabilitación cardíaca puede ayudarla a recuperarse más rápido, sentirse mejor y adoptar un estilo de vida saludable. Prácticamente todas las personas que padecen una arteriopatía coronaria obtienen grandes beneficios de la rehabilitación cardíaca. La rehabilitación suele incluir capacitación sobre el ejercicio y educación relativa a la alimentación, el manejo del estrés y otras formas de llevar una vida más saludable.

Exámenes

Si bien presentamos un "Cuestionario de riesgos" al comienzo del libro, la realidad es que no hay un examen estándar para determinar si padece una enfermedad cardíaca. Si su médico sospecha que tienen una enfermedad cardíaca, le hará preguntas relativas a su historia clínica personal y sus antecedentes familiares. Luego, controlará si tiene algún factor de riesgo y le realizará un examen físico. En función de los resultados de estos procedimientos preliminares, su médico puede indicarle un electrocardiograma (ECG), un ecocardiograma, una prueba de esfuerzo u otro tipo de pruebas de diagnóstico. Estas pruebas se clasifican en dos categorías: no invasivas e invasivas.

Pruebas no invasivas

Su médico puede indicarle que se realice un **análisis de sangre**, entre los que se pueden incluir una prueba de glucosa en ayunas o una prueba denominada hemoglobina A1c (Hb A1c) para controlar sus niveles de azúcar en la sangre, y realizar un perfil de lípidos en ayunas para controlar sus niveles de colesterol. Estas pruebas sirven para identificar factores de riesgo modificables de desarrollar enfermedades cardíacas.

Una **radiografía de tórax** es una fotografía de los órganos y estructuras del tórax, como el corazón, los pulmones y los vasos sanguíneos.

El **ECG** (electrocardiograma) mide el ritmo y la regularidad con que su corazón late, identifica infartos anteriores y comprueba el engrosamiento del músculo cardíaco relacionado con hipertensión prolongada.

Las **pruebas de esfuerzo** suelen utilizarse para alcanzar un diagnóstico cuando el corazón trabaja más y late más rápido que cuando no está en actividad. Durante la etapa de ejercicio de la prueba de esfuerzo, se controlan la presión arterial y los resultados de los ECG mientras usted habla, corre en una cinta para caminar o pedalea en una bicicleta fija. En algunos casos, la prueba de esfuerzo se combina con pruebas de diagnóstico por imagen del corazón.

Las **pruebas de diagnóstico por imagen del corazón** se realizan en estado de inactividad para evaluar la estructura del corazón, o bien pueden combinarse con ejercicio o medicamentos que provocan un mayor esfuerzo en el corazón para determinar la presencia de obstrucciones en las arterias o el riesgo de sufrir un infarto.

La **ecocardiografía** utiliza ondas de sonido para mostrar la estructura del corazón y el flujo de sangre a través de las cavidades, así como la fuerza del músculo cardíaco.

La **gammagrafía de perfusión miocárdica** utiliza un rastreador radiactivo y una cámara especial para evaluar el flujo sanguíneo hacia el corazón durante el ejercicio y en estado de inactividad. Mediante este examen se puede encontrar tejido cicatricial, lo que indica que se ha producido un infarto.

Una **TC del corazón** es una prueba de diagnóstico por imagen del corazón más reciente que puede utilizarse en combinación con una escala de calcio de la arteria coronaria para obtener imágenes de las arterias coronarias de forma no invasiva, así como información relativa a la formación de placa en las arterias.

Otra nueva prueba de diagnóstico por imagen del corazón es la **IRM cardíaca**, que brinda información adicional sobre la estructura y el funcionamiento del corazón.

Pruebas invasivas

La cateterización cardíaca (angiografía coronaria) sirve para identificar problemas en las arterias del corazón. El procedimiento consiste en pasar un pequeño tubo de plástico por la arteria desde la ingle o el brazo hasta alcanzar las arterias coronarias. Se inyecta un material de contraste especial de modo que pueda observarse en radiografías si las arterias presentan obstrucciones o si hay algún otro problema cardíaco.

Cardiooncología:
La necesidad de colaboración

Durante las últimas décadas, se ha observado una conexión entre los tratamientos para el cáncer y las enfermedades cardíacas. Las terapias para el cáncer pueden aumentar el riesgo de las mujeres de desarrollar enfermedades cardíacas debido a la naturaleza tóxica de ciertos tratamientos tradicionales para el cáncer, así como de las terapias focalizadas, muchas de las cuales tienen efectos secundarios cardiovasculares reconocidos y no reconocidos. Por ejemplo, si se expone gran parte del tejido cardíaco a una dosis alta de radiación, es posible que surjan problemas cardiovasculares algunos años después. En el caso de las mujeres que han recibido tratamiento o están a punto de comenzar un protocolo de tratamiento para el cáncer de mama, la comunicación, colaboración y asociación entre el oncólogo y el cardiólogo son de vital importancia.

El campo de la cardiooncología es una subespecialidad que aborda la identificación, la prevención y el tratamiento de las complicaciones cardíacas relacionadas con el tratamiento para el cáncer, como la quimioterapia o la radiación. El objetivo del cardiooncólogo es eliminar las complicaciones cardíacas y aumentar la efectividad del tratamiento para el cáncer mediante las siguientes medidas:

- Prevención y detección temprana de complicaciones cardíacas

- Monitoreo cardiovascular durante la terapia para el cáncer

- Tratamiento de la enfermedad cardíaca que se desarrolle a causa de la terapia con quimioterapia o radiación

Las mujeres con factores de riesgo cardíaco preexistentes como obesidad, diabetes, presión arterial alta, antecedentes familiares, etc. son más propensas a desarrollar enfermedades cardíacas luego del tratamiento para el cáncer. Es sumamente importante que estas mujeres lleven un estilo de vida saludable para el corazón. Las mujeres que tienen menos riesgo de desarrollar enfermedades cardíacas como consecuencia del tratamiento para el cáncer son aquellas que hacen ejercicio regularmente y de por sí tienen un riesgo bajo debido a sus valores de colesterol, presión arterial y perfil de lípidos.

Preguntas y respuestas sobre las enfermedades cardíacas

P. **Se me diagnosticó diabetes gestacional durante mi segundo y tercer embarazo, pero se resolvió después de los partos. ¿Tengo riesgo de desarrollar diabetes en el futuro? ¿Tengo riesgo de desarrollar enfermedades cardíacas?**

R. Investigaciones recientes han demostrado que los problemas durante el embarazo, incluida la presión arterial alta, la diabetes gestacional, la preeclampsia, la eclampsia y el tamaño del bebé al nacer implican factores de riesgo de desarrollar enfermedades cardíacas en el futuro. Algunos especialistas denominan a estas afecciones clínicas "pruebas de esfuerzo fallidas" del embarazo. Estos factores han sido incluidos en las pautas más recientes de factores de riesgo de desarrollar enfermedades cardíacas en mujeres. Converse con su médico de atención primaria para que evalúe su riesgo de desarrollar enfermedades cardíacas y comience a minimizar estos riesgos desde ahora. Las mujeres a quienes se les ha diagnosticado diabetes gestacional también tienen un riesgo considerablemente mayor de desarrollar diabetes tipo 2 dentro de los cinco a diez años después del embarazo.

P. **Recientemente sufrí un infarto y quiero saber cuándo puedo retomar mi actividad sexual de forma segura. ¿Existen limitaciones?**

R. Adaptarse a la vida después de un infarto puede ser un desafío, pero sabemos que la intimidad es un aspecto sumamente importante y parte de la recuperación y la vida, por lo que debería considerarlo otra actividad física más que deberá retomar. La American Heart Association ha publicado recientemente recomendaciones sobre sexo y las enfermedades cardíacas. A menos que su médico le indique lo contrario, puede retomar su actividad sexual tan pronto como se sienta segura de hacerlo. Comience de a poco y, si se siente incómoda, deténgase. Piénselo como si estuviera subiendo un piso de escaleras. Si se encuentra en la posmenopausia y sufre de sequedad vaginal que le produce dolor al tener relaciones sexuales, posiblemente sea recomendable utilizar crema de estrógenos tópica. De todas formas, procure consultar a su médico.

Si ha sido sometida a una cirugía de corazón y tiene una incisión en el pecho y el esternón, debe asegurarse de que tanto el hueso como la piel sanen antes de retomar su actividad sexual. La actividad sexual puede retomarse de a poco; solo deberá ser un poco más creativa en términos de actividades y posiciones, así que tómelo con calma. También es recomendable ser el participante menos activo durante el sexo y evitar la presión en el esternón y el pecho.

Es muy importante que exista una comunicación fluida con su pareja. Antes de retomar la actividad sexual, hable sobre cómo se siente y cuáles son sus miedos. Es muy posible que su pareja tenga los mismos miedos y las mismas inquietudes que usted.

P. Se me diagnosticó lupus durante los primeros años de adultez. He leído que existe una conexión entre la inflamación y las enfermedades cardíacas. ¿Tengo un riesgo mayor de desarrollar enfermedades cardíacas debido al lupus?

R. Junto con las afecciones relacionadas con el embarazo, las enfermedades reumatológicas como el lupus, la artritis reumatoide y la esclerodermia son factores de riesgo de desarrollo de enfermedades cardíacas. Estas afecciones son mucho más comunes en mujeres que en hombres, y se ha demostrado que aumentan el riesgo de sufrir una enfermedad cardíaca o un accidente cerebrovascular. Es posible que las anomalías inflamatorias que acompañan estas afecciones causen cambios inflamatorios en los vasos sanguíneos, lo cual puede aumentar el riesgo de desarrollar una enfermedad cardíaca. Además, algunos medicamentos que se utilizan para tratar estas condiciones, como los esteroides o la prednisona, pueden aumentar este riesgo también.

P. Recientemente escuché hablar de una afección cardíaca denominada DEAC. ¿Qué es? ¿Hay alguna forma de prevenir o reducir el riesgo de desarrollar DEAC?

R. La DEAC, también conocida como disección espontánea de la arteria coronaria, es una afección poco común y de emergencia que ocurre cuando una de las arterias del corazón se perfora. Si bien no se ve exclusivamente en mujeres, la DEAC es más común en mujeres embarazadas o que han dado a luz hace poco. Debido a que la DEAC suele presentarse en mujeres saludables, puede resultar difícil de diagnosticar. Gracias al incansable trabajo de una representante de WomenHeart que padece DEAC, cada vez hay más investigaciones sobre esta afección en mujeres. Puede obtener más información sobre esta afección en el sitio web de WomenHeart, www.womenheart.org.

P. Solía pensar que el "síndrome de corazón roto" era algo que solo se veía en las películas. ¿Verdaderamente existe esta afección?

R. El síndrome de corazón roto, también conocido como el síndrome de Takotsubo, es una afección que se presenta como resultado de un debilitamiento del ventrículo izquierdo, la cavidad de bombeo principal del corazón.

Esta afección suele estar relacionada con estrés físico o emocional severo, como una enfermedad repentina, la pérdida de un ser querido, un accidente serio o un desastre natural. Entre sus síntomas se incluyen dolor en el pecho y dificultad para respirar, y suele ser indistinguible de un infarto. La buena noticia es que, una vez diagnosticado y tratado, suele ser reversible.

P. ¿Es seguro tomar una aspirina por día para prevenir enfermedades cardíacas?

R. Si ya ha sufrido un infarto, una dosis pequeña de aspirina (81 mg por día) puede ayudarle a reducir el riesgo de sufrir otro. Además, estudios recientes han demostrado que una pequeña dosis de aspirina previene accidentes cerebrovasculares en mujeres. La aspirina también contribuye a que las arterias se mantengan abiertas si se ha sometido a una cirugía de revascularización coronaria u otro procedimiento para abrir las arterias, como una angioplastia coronaria. Sin embargo, la aspirina puede ser dañina para algunas personas, especialmente aquellas quienes padecen afecciones gastrointestinales como úlceras. Consulte a su médico sobre este tema. Procure no confundir la aspirina con otros productos para tratar el dolor, como el paracetamol (Tylenol), el ibuprofeno (Advil, Motrin) o el naproxeno sódico (Aleve). Para algunas mujeres con enfermedades cardíacas manifiestas, los medicamentos antiinflamatorios no esteroides, como el ibuprofeno, pueden ser dañinos. Asegúrese de conversar con su médico sobre todos los medicamentos que toma, incluso las vitaminas y otros productos de venta libre.

P. Sé que el estrés no es bueno, pero, ¿existen problemas conductuales directamente relacionados con las enfermedades cardíacas?

R. Hace tiempo que sabemos que el estrés es dañino para la salud, pero, cada vez contamos con más información que demuestra los efectos nocivos del estrés, la depresión e incluso la falta de sueño en relación con las enfermedades cardíacas. También sabemos que las actividades que reducen el estrés, como el yoga, la meditación o la terapia mental cognitiva tienen un efecto positivo en la salud del corazón. Por último, dormir entre seis y ocho horas cada noche es de suma importancia para tener un corazón saludable.

P. He oído que las personas con enfermedades en las encías tienen un riesgo mayor de desarrollar enfermedades cardíacas. ¿Es cierto?

R. Así es. Los investigadores han descubierto que las personas con enfermedades en las encías tienen prácticamente el doble de riesgo de desarrollar arteriopatías coronarias que las personas que no tienen ninguna enfermedad periodontal. Existen varias teorías al respecto. En primer lugar, muchos científicos creen que la presencia de bacterias en la boca puede afectar el corazón debido a que estas pueden ingresar al torrente sanguíneo y adherirse a la placa grasosa en los vasos sanguíneos, lo que contribuye a la formación de coágulos. Las arteriopatías coronarias se caracterizan por el engrosamiento de las paredes de las arterias coronarias debido a la acumulación de colesterol y otros compuestos grasos, calcio y otras sustancias inflamatorias. Los coágulos pueden obstruir el flujo sanguíneo y restringir la cantidad de nutrientes y oxígeno que el corazón necesita para funcionar correctamente. Esto puede conducir a un infarto. Otra posibilidad es que la inflamación causada por las enfermedades periodontales aumente la acumulación de placa, lo que puede contribuir a la inflamación de las arterias.

Las enfermedades periodontales pueden empeorar las afecciones cardíacas manifiestas. Por ejemplo, es posible que los pacientes con riesgo de desarrollar endocarditis infecciosa requieran antibióticos antes de someterse a cualquier procedimiento dental. Su dentista y cardiólogo podrán determinar si su afección cardíaca requiere la utilización de antibióticos antes de cualquier procedimiento dental. Por este motivo, la higiene bucal es muy importante. Cepíllese los dientes dos veces al día y utilice hilo dental todos los días. Realícese limpiezas bucales al menos una vez al año (o cada seis meses).

P. ¿Las pastillas anticonceptivas o la terapia de reemplazo hormonal (TRH) aumentan el riesgo de desarrollar enfermedades cardíacas en mujeres?

R. Para la gran mayoría de las mujeres, el consumo de pastillas anticonceptivas es seguro. Sin embargo, las mujeres de más de 35 años o aquellas con factores de riesgo cardiovascular, en especial las fumadoras, deben consultar a su médico para evaluar los riesgos y beneficios de tomar pastillas anticonceptivas.

Estudios recientes han demostrado que las mujeres que han atravesado la menopausia y padecen enfermedades cardíacas tienen un riesgo mayor de desarrollar otro problema cardíaco, como un infarto, a causa de la TRH, al menos en el corto plazo. Las mujeres que han sufrido un accidente cerebrovascular tienen un riesgo mayor de sufrir otro si se someten a la TRH.

Sin embargo, estudios nuevos demuestran que muchas mujeres pueden someterse a TRH desde la menopausia y durante un lapso breve para minimizar los efectos vasomotores que se observan luego de la desaparición del período menstrual. Por último, las cremas con estrógenos tópicas pueden ayudar a resolver la sequedad vaginal.

En resumen, es importante que hable con su médico para evaluar los riesgos y beneficios de la TRH y otras formas de reemplazo hormonal.

P. ¿Es recomendable tomar vitaminas y hierbas para tratar problemas cardíacos?

R. Cuando se trata de vitaminas y hierbas, siempre es mejor consultar tanto al farmacéutico como a su médico antes de sumarlas a su rutina diaria. Existe la noción equivocada de que, como no se necesita una prescripción para adquirir vitaminas y hierbas, es seguro tomarlas en cualquier circunstancia. Sin embargo, esto no es así. Todos los medicamentos, ya sea que sean de venta libre o se adquieran únicamente con prescripción médica, pueden interactuar entre sí, algunos de forma dañina para nuestra salud. Por este motivo, es muy importante que se comunique con su médico o farmacéutico al respecto. Lleve consigo una lista de los medicamentos, hierbas, suplementos y vitaminas que toma. Es posible que las interacciones de medicamentos no figuren en la computadora de la farmacia si la lista de lo que toma está incompleta.

Dicho esto, sí, puede tomar vitaminas y remedios herbales si su médico y farmacéutico saben que lo hace para asegurarse de que no se manifiesten efectos secundarios. Asegúrese de llevar una lista con los medicamentos con prescripción y sin prescripción que toma cada vez que vaya al médico, al dentista, en cada consulta con el cirujano, el enfermero o el nutricionista, o en caso de que visite un hospital. Cuénteles a todos sus proveedores qué medicamentos toma. Es responsabilidad suya hacerlo. Solo así podrán darle las indicaciones correctas.

P. **Hace algunas semanas, me sometí a una cirugía de corazón abierto. ¿Por qué me siento todavía tan triste y cansada?**

R. Estudios científicos recientes han demostrado que existe una conexión importante entre la depresión y las enfermedades cardíacas en mujeres. Las mujeres que sufren de depresión tiene el doble de probabilidades de tener problemas cardíacos, incluso ante la ausencia de otros factores de riesgo. Además, las mujeres que padecen enfermedades cardíacas tienen el doble de probabilidades de que estas sean fatales si ellas muestran síntomas de depresión. Además, la depresión dificulta el control de la presión arterial.

Un porcentaje importante de mujeres (más de la mitad) dicen que sufren de depresión, ansiedad o ambas como resultado de una enfermedad cardíaca.

Sin embargo, la depresión es una afección absolutamente tratable que responde bien a una combinación de medicamentos y asesoramiento psicológico en más del 90 % de los casos. Además, contar con una red de contención social mejora las probabilidades de supervivencia en mujeres con una enfermedad cardíaca que sufren de depresión.

Reducir la depresión y la ansiedad tras un episodio cardíaco es un componente esencial de la rehabilitación cardíaca y la prevención secundaria. Es menos probable que las mujeres se inscriban en programas de rehabilitación cardíaca, ¡aunque son las que más se benefician de ellos! Consulte a su médico sobre cómo encontrar un programa de rehabilitación cardíaca en su área.

La depresión se combate con una combinación de apoyo social, antidepresivos y terapia. Obtenga folletos en el consultorio del médico e información sobre la American Heart Association o WomenHeart sobre cómo vivir con una enfermedad cardíaca y sobreponerse a ella. Comparta esta información con su familia y amigos de modo que sepan qué esperar y cómo pueden ayudarla en su recuperación de un infarto o una cirugía.

Los grupos de apoyo son clave para que este proceso sea exitoso. Si ya ha intentado todo lo que considera que puede hacer para recuperarse y aún se siente deprimida, busque ayuda profesional. No dude en consultar a su médico y pedirle recomendaciones. Visite el sitio web de WomenHeart, www.womenheart.org para encontrar un grupo en su vecindario.

P. **¿Puedo beneficiarme de un programa de rehabilitación o de inscribirme en el gimnasio después de un infarto? Mi médico jamás mencionó esta posibilidad. ¿Es demasiado tarde?**

R. Nunca es demasiado tarde para comenzar a hacer ejercicio, y no necesita inscribirse en un gimnasio para obtener los beneficios que el ejercicio aporta a la salud del corazón. Si tuvo un infarto o se sometió a una cirugía coronaria, la rehabilitación cardíaca ofrece grandes beneficios y, por lo general, cuenta con cobertura de los seguros de salud. Así que, ¡consulte a su médico e inscríbase! Los estudios han demostrado que, tras un infarto o una cirugía coronaria, las mujeres obtienen grandes beneficios de la rehabilitación cardíaca y pueden tener una mejor calidad de vida. Los programas de rehabilitación cardíaca también incluyen programas de nutrición, manejo del estrés y otras formas de llevar una vida saludable para el corazón luego de un episodio cardíaco. Estos programas disminuyen el riesgo de sufrir un segundo episodio.

El ejercicio aeróbico, es decir, el ejercicio que aumenta la frecuencia cardíaca, como caminar, nadar o correr, disminuyen la incidencia de enfermedades cardíacas y accidentes cerebrovasculares. Se ha demostrado que una caminata ligera disminuye la incidencia de infarto y muerte en mujeres con enfermedades cardíacas. Por este motivo, trazar un objetivo simple de incorporar caminatas a su rutina diaria podrían ayudarle a prevenir un infarto.

Las pautas recientes sugieren que realice 150 minutos de actividad de intensidad moderada cada semana, o 75 minutos de actividad de alta intensidad. Además, procure realizar ejercicios de fuerza (levantamiento de pesas livianas) y estiramiento con regularidad.

P. **Tuve cáncer de mama hace 10 años y recibí tratamiento con una combinación de quimioterapia y radiación. No he tenido cáncer desde entonces, pero me pregunto**

si este tratamiento puede implicar un riesgo para el corazón.

R. La terapia de radiación, así como otros tipos de tratamiento para el cáncer, pueden aumentar el riesgo de desarrollar enfermedades cardíacas. Si ha sobrevivido al cáncer con quimioterapia, radiación o una combinación de estos tratamientos, es muy importante que lleve un estilo de vida saludable y siga nuestro programa de Seis P.A.S.O.S. Realizar actividad física, tener un peso saludable, controlar la presión arterial y prevenir la diabetes tiene un efecto positivo en la capacidad del cuerpo para compensar el estrés de la quimioterapia y la radiación.

Si está a punto de comenzar un protocolo de tratamiento contra el cáncer, es fundamental que trabaje en conjunto con su oncólogo y cardiólogo para asegurar una combinación y dosificación óptimas de los tratamientos y aumentar su efectividad para tratar el cáncer, pero también reducir los riesgos de desarrollar una enfermedad cardíaca.

P. **Recientemente se me diagnosticó lupus, una enfermedad autoinmune. Al analizar mi perfil de factores de riesgo, descubrí que las enfermedades autoinmunes se incluyen entre los factores modificables. No comprendo por qué se la clasifica de esta manera, ya que se trata de una afección crónica que será parte de mi vida y mi perfil de salud por siempre. ¿Puede explicarme esta clasificación?**

R. Como regla general, los factores de riesgo que se consideran modificables son aquellos que, una vez diagnosticados (como la diabetes o las enfermedades autoinmunes), pueden implicar un riesgo de desarrollar enfermedades cardíacas que, a su vez, puede reducirse con el tratamiento adecuado. Los factores de riesgo no modificables, como los antecedentes familiares o la edad, no pueden "mejorarse" de ninguna manera.

Materiales de referencia

A lo largo de este libro, hemos incluido diversas sugerencias de sitios web y organizaciones disponibles para ayudarla a transitar el camino hacia una vida *Heart Smart*. A continuación, ofrecemos una lista unificada de estas referencias:

Organizaciones de la salud del corazón

American Heart Association (AHA):
www.heart.org (sitio web en inglés)

WomenHeart:
www.womenheart.org (sitio web en inglés, para consultar recetas, diríjase a la pestaña "Resources" [Recursos])

American College of Cardiology (ACC):
www.acc.org (sitio web en inglés)

Women's Heart Alliance:
www.womensheartalliance.org (sitio web en inglés)

Recursos para dejar de fumar

Línea para dejar de fumar del National Cancer Institute:
1-877-44U-QUIT

Otros sitios web

Katz Institute for Women's Health:
www.northwell.edu/kiwh (sitio web en inglés)

Mayo Clinic:
www.mayoclinic.org (sitio web en inglés)
www.bookstore.mayoclinic.com
(tienda de publicaciones en inglés)

Publicaciones de Harvard sobre la salud:
www.health.harvard.edu (sitio web en inglés)

WebMD: www.webmd.com (sitio web en inglés)

National Heart, Lung and Blood Institute:
www.nhlbi.nih.gov (sitio web en inglés)

Estimador de riesgo de enfermedad cardiovascular aterosclerótica:
www.tools.acc.org (herramienta en inglés para estimar el riesgo de desarrollar una enfermedad cardiovascular arterioesclerótica)

Monterey Bay Aquarium Foundation:
www.seafoodwatch.org (sitio web en inglés donde puede obtener información sobre pescados obtenidos de forma sostenible)

The People's Pharmacy: www.peoplespharmacy.com (sitio web en inglés, para obtener información sobre hierbas y suplementos, diríjase a la pestaña "Home Remedies" [Remedios caseros])

HealthyOut: mobile.healthyout.com (aplicación móvil en inglés donde podrá encontrar restaurantes que preparan platos saludables cerca de usted)

Pautas sobre los tamaños de las porciones

FRUTAS Y VEGETALES
Entre 6 y 7 porciones por día

1 taza de fruta cortada en cubos

1 fruta o vegetal de tamaño mediano (como pera, naranja, tomate o remolacha)

1 taza de vegetales crudos o cocidos

2 tazas de vegetales de hoja crudos o 1 taza de esos vegetales cocidos

FRIJOLES
Al menos 1 porción por día

½ taza de frijoles cocidos (pueden agregarse a sopas o ensaladas, o servirse como guarnición de un plato principal)

GRANOS
Entre 5 y 6 porciones por día

½ taza de pasta cocida, arroz integral u otros granos

o 1 rebanada de pan integral

PROTEÍNAS

2 onzas en el desayuno (huevos, queso cottage o yogur)

4 onzas de proteína magra en el almuerzo y la cena

BEBIDAS

8 onzas o más por comida de agua u otras bebidas sin calorías

Cómo medir a ojo el tamaño de las porciones

Para su tranquilidad cuando va a comer afuera, hay muchas maneras de calcular a ojo la cantidad de alimentos que constituyen una porción. Aprenda estas mediciones elementales de memoria o haga una copia de estas pautas de medición y péguela en la alacena o en la puerta del refrigerador.

Mediciones por tazas y cucharadas:

1 taza = una bola de béisbol

½ taza = una bombilla de luz

¼ taza = un huevo grande

1 onza o 2 cucharadas = una bola de golf

1 cucharada = media bola de golf

Mediciones por unidades:

16 uvas = ½ taza

23 almendras = ¼ taza

24 pistachos = ¼ taza

1 galleta = 2 fichas de póker

1 brownie o trozo de chocolate = envase de hilo dental

12 mini zanahorias = 1 taza

12 fresas = 1 taza

Medición "a mano":

Un puño cerrado = 1 taza/8 onzas/227 gramos

Una palma (sin los dedos) = 2-3 onzas/entre 57 gramos y 85 gramos

Un pulgar entero = 1/8 taza/2 cucharadas/1 onza/28 gramos

Una punta de pulgar = 1 cucharada de té/4 gramos

Tres puntas de pulgar = 1 cucharada/12 gramos

Cómo se ve UNA porción:

3 onzas de proteína magra (solomillo de cerdo, cordero, pollo, tofu) = un mazo de cartas

3 onzas de pescado = una chequera

1 onza de panqueque o carne para el almuerzo = un CD o DVD

1 patata o batata = un mazo de cartas

1 taza de fruta o vegetales crudos o cocidos cortados en cubos = una bola de béisbol

1 fruta mediana = una bola de béisbol

½ taza de frijoles, pasta, arroz o granos cocidos = una bombilla de luz

½ taza de yogur helado, helado, queso cottage = una bombilla de luz

1 cucharada de mantequilla, aderezo untable, mayonesa, aderezo para ensalada = una ficha de póker

1 ½ onzas de queso = tres dados apilados

2 cucharadas de nueces, frutos secos, humus, mantequilla de maní = una bola de golf

1 magdalena o bizcocho = un disco de hockey

1 bagel = una lata de atún pequeña

1 rebanada de pan = un mazo de cartas

3 tazas de palomitas de maíz = tres bolas de béisbol

Glosario

Accidente cerebrovascular: pérdida de la función muscular, de la visión o del habla que se produce a causa de una hemorragia o el suministro insuficiente de sangre en una parte del cerebro. Esto puede deberse al estrechamiento de las arterias que llevan sangre al cerebro. Una hemorragia consiste en sangrado dentro del cerebro o en la zona que lo rodea.

Angina: dolor en el pecho causado por falta de sangre y oxígeno en el corazón.

Angioplastia: procedimiento mediante el cual se inserta un dispositivo con forma de globo pequeño en la punta de un catéter y se coloca en el vaso sanguíneo para abrir un área obstruida. Se pueden utilizar láseres para destruir la placa. También es posible utilizar catéteres con cuchillas giratorias o taladros pequeños en las puntas para eliminar la placa.

Anticoagulantes: medicamentos utilizados para prevenir la formación de coágulos.

Antígeno: sustancia reconocida como externa por el sistema inmunológico.

Aorta: arteria principal del corazón que comienza en la apertura de la cavidad izquierda inferior del corazón.

Arritmia: frecuencia cardíaca anormal.

Arteria pulmonar: arteria que lleva sangre no oxigenada desde el corazón hasta los pulmones.

Arteria: vaso sanguíneo que lleva sangre del corazón hacia el resto del cuerpo.

Arterias carótidas: arterias ubicadas a cada lado del cuello que llevan sangre al cerebro.

Arterias coronarias: vasos sanguíneos que reciben sangre oxigenada de la aorta y se ramifican en una red de arterias más pequeñas que llevan sangre directamente al músculo cardíaco.

Arteriograma: radiografía de las arterias y venas para la cual se utiliza un material de contraste especial para detectar obstrucciones o estrechamiento de los vasos sanguíneos. También recibe el nombre de angiograma.

Arteriopatía coronaria: afección causada por el estrechamiento de las arterias coronarias (aterosclerosis) que reduce la cantidad de sangre que llega al corazón (isquemia del miocardio). También se la conoce como enfermedad cardíaca isquémica.

Arteriopatía periférica: afección que se caracteriza por el estrechamiento de las arterias que llevan sangre a las piernas, los brazos y los órganos. Puede producir dolor y causar pérdida de la función.

Aterosclerosis: afección en la cual las paredes de las arterias se engrosan y angostan debido a la acumulación de colesterol, lo que restringe el flujo sanguíneo y puede conducir a un infarto o accidente cerebrovascular.

Aurículas: las dos cavidades superiores del corazón. La aurícula derecha recibe sangre que regresa del cuerpo al corazón. La aurícula izquierda recibe sangre oxigenada de los pulmones.

Capilar: tubo de paredes delgadas que lleva la sangre entre arterias y venas.

Cardiología: rama de la medicina que se ocupa del corazón y el sistema circulatorio.

Cardiovascular: relativo al corazón y los vasos sanguíneos.

Cateterización cardíaca: examen del corazón mediante el cual se inserta un tubo delgado en una vena o arteria y se lo pasa por ella hasta llegar al corazón para determinar los niveles de oxígeno, medir la presión o tomar una radiografía.

Colesterol total en suero: medición combinada de los niveles de lipoproteína de alta densidad (HDL), lipoproteína de baja densidad (LDL) y triglicéridos.

Colesterol: sustancia serosa producida naturalmente por el hígado que circula en el torrente sanguíneo y ayuda a mantener los tejidos y las membranas celulares. El colesterol se encuentra en todo el cuerpo, incluso en el sistema nervioso, los músculos, la piel, el hígado, los intestinos y el corazón. Sin embargo, los niveles altos de colesterol pueden contribuir al desarrollo de aterosclerosis y otras formas de enfermedades cardiovasculares.

Contracción auricular prematura (CAP): pulsaciones adicionales y anormales que se originan en la aurícula e interrumpen la frecuencia cardíaca normal. Se puede manifestar como un latido perdido en el pecho.

Contracción ventricular prematura (CVP): pulsaciones adicionales y anormales que se originan en el ventrículo e interrumpen la frecuencia cardíaca normal. Se puede manifestar como un latido perdido en el pecho.

Diabetes (diabetes mellitus): enfermedad que ocasiona que haya demasiada cantidad de azúcar en la sangre.

Diafragma: músculo convexo ubicado en la parte inferior de los pulmones y se utiliza para respirar.

Disección espontánea de arterias coronarias (DEAC): una afección poco común que se caracteriza por un desgarramiento repentino en la pared de una arteria coronaria. Esto puede provocar una isquemia o inducir un infarto, frecuencia cardíaca anormal e incluso puede causar la muerte.

Diurético: medicamento que aumenta el volumen de orina producido y promueve la excreción de sales y agua.

Eclampsia: manifestación de convulsiones en una mujer embarazada con preeclampsia (consulte la definición más abajo).

Ecocardiografía: técnica de diagnóstico que utiliza ondas de ultrasonido para obtener imágenes del interior del corazón.

Ecografía Doppler: prueba que utiliza ondas de sonido de alta frecuencia para medir el flujo sanguíneo en arterias y venas.

Ejercicio aeróbico: ejercicio constante como correr, andar en bicicleta o nadar, que estimula y fortalece el corazón y los pulmones, por lo que mejora la utilización del oxígeno por parte del cuerpo.

Electrocardiograma (ECG): prueba cardiovascular que registra los impulsos eléctricos del corazón.

Endarterectomía carotídea: cirugía mediante la cual se eliminan los depósitos grasos de las arterias carótidas.

Enfermedad cardiovascular (ECV): cualquier afección del corazón o los vasos sanguíneos, como las enfermedades coronarias, los accidentes cerebrovasculares, las insuficiencias cardíacas congestivas, las enfermedades vasculares periféricas, las enfermedades cardíacas congénitas, la endocarditis y muchas otras afecciones.

Enfermedades autoinmunes: son un grupo de afecciones diversas que involucran a casi todos los sistemas de órganos, incluidos el sistema nervioso, el gastrointestinal y el endócrino, así como la piel y otros tejidos conectivos, los ojos, la sangre y los vasos sanguíneos. El sistema inmunológico se confunde y ataca los órganos que en realidad debería proteger. Entre las enfermedades autoinmunes se incluyen el lupus eritematoso sistémico, la artritis reumatoide y el síndrome de Sjögren. Estas enfermedades afectan a las mujeres tres veces más que a los hombres, y están relacionadas con un mayor riesgo de desarrollar enfermedades cardíacas.

Estatina: cualquier tipo de medicamento que reduce los niveles de LDL.

Estenosis: estrechamiento anormal de un vaso sanguíneo.

Fibrilación auricular: latidos irregulares de la cavidad superior izquierda o derecha del corazón cuando se disparan señales eléctricas de forma muy rápida y descontrolada.

Gammagrafía de perfusión miocárdica: utiliza un rastreador radiactivo y una cámara especial para evaluar el flujo sanguíneo hacia el corazón durante el ejercicio y en estado de inactividad. Mediante esta prueba se puede determinar si hay tejido cicatricial, lo que indica que se ha producido un infarto.

Grasa saturada: grasa que se encuentra en los productos lácteos y la carne; contribuye a aumentar los niveles de colesterol.

Grasas monoinsaturadas: se las considera las grasas saludables. Se caracterizan por estar en estado líquido a temperatura ambiente, y sólido cuando se enfrían. Entre estas grasas se incluyen el aceite de oliva, de aguacate y de frutos secos.

Grasas poliinsaturadas: moléculas de grasa que tienen más de un enlace de carbono insaturado. Los aceites que contienen grasas poliinsaturadas suelen estar en estado líquido a temperatura ambiente y sólido cuando se enfrían. Las grasas poliinsaturadas pueden ayudar a reducir los niveles altos de colesterol.

Hipertensión: afección crónica que se caracteriza por presión arterial alta.

Homocisteína: se trata de un aminoácido que se forma naturalmente en el cuerpo. Los niveles elevados de homocisteína pueden aumentar las probabilidades de que una persona desarrolle una enfermedad cardíaca o sufra un accidente cerebrovascular.

Imagen de perfusión miocárdica: procedimiento de diagnóstico no invasivo mediante el cual se infunde una pequeña dosis de líquido radiactivo en el torrente sanguíneo que llega hasta la pared del corazón. Esta prueba se utiliza para evaluar el flujo sanguíneo hacia el corazón o el daño producido por un infarto.

Índice de masa corporal (IMC): es una medición de la grasa corporal en función de la altura y el peso que se aplica a mujeres y hombres adultos. Categorías de IMC: bajo peso = <18.5; peso normal = 18.5-24.9; sobrepeso = 25-29.9; obesidad = 30 o más.

Infarto de miocardio: obstrucción del flujo sanguíneo hacia el músculo cardíaco que ocasiona daños en las células de dicho músculo. También se lo denomina infarto.

Infarto: afección que se da cuando una parte del corazón no recibe suficiente sangre oxigenada a causa de una obstrucción de una o más de las arterias coronarias.

Insuficiencia cardíaca: imposibilidad del corazón de bombear la sangre con la eficiencia habitual, lo que causa un flujo sanguíneo irregular hacia los otros órganos, como el cerebro, el hígado y los riñones. Esta afección puede estar relacionada con una miocardiopatía, y también ha sido llamada insuficiencia cardíaca congestiva.

Isquemia del miocardio: falta de sangre oxigenada en el tejido cardíaco debido a la presencia de obstrucciones en las arterias coronarias. La isquemia del miocardio puede producir dolores en el pecho, aunque también puede ser indolora. Sin intervención, la isquemia del miocardio puede producir un infarto.

Isquemia silenciosa: isquemia sin dolor ni síntomas.

Isquemia: disminución del abastecimiento de sangre. Disminución del flujo sanguíneo al corazón, cerebro y otros órganos vitales que suele ser ocasionada por el estrechamiento o la obstrucción de una arteria.

Legumbres: semillas comestibles que crecen en vainas. Entre las legumbres se incluyen los frijoles, los guisantes y las lentejas. Son fuentes de proteína, fibra, vitaminas y minerales bajas en grasa, y entran dentro de las cinco porciones diarias de frutas y vegetales recomendadas.

Lípidos: sustancias grasas (incluido el colesterol y los triglicéridos) que se encuentran en la sangre y los tejidos.

Lipoproteína de alta densidad (HDL): el llamado colesterol bueno, que contiene principalmente proteínas y niveles más bajos de colesterol y triglicéridos; los niveles altos están asociados con un riesgo menor de desarrollar enfermedades coronarias.

Lipoproteína de baja densidad (LDL): es el llamado colesterol malo. Los niveles altos de LDL están asociados con un riesgo mayor de desarrollar enfermedades coronarias.

Lipoproteína: partícula que se encuentra en la sangre y está compuesta por una combinación de lípidos (grasas) y proteínas.

Marcapasos: dispositivo eléctrico que controla las pulsaciones y la frecuencia cardíaca mediante una serie de cargas eléctricas.

Menopausia: doce meses después de que se detenga la menstruación. La edad promedio en que las mujeres entran en menopausia en Estados Unidos es 51 años.

Miocardio: la zona media y la capa más gruesa del músculo cardíaco.

Miocardiopatía de Takotsubo: también conocida como el "síndrome de corazón roto", se trata de una afección temporaria que se manifiesta como resultado de un debilitamiento agudo del ventrículo izquierdo, y suele estar relacionada con estrés emocional o físico grave.

Miocardiopatía: es una enfermedad del músculo cardíaco que se caracteriza por la pérdida de capacidad del corazón para bombear la sangre de forma adecuada.

Palpitaciones: sensación de agitación, aceleración de la frecuencia cardíaca o irregularidad de las pulsaciones.

Paro cardíaco: afección en la que el corazón se detiene.

Perfil lipídico (de lípidos): serie de pruebas que se utilizan como herramienta de diagnóstico para detectar anomalías en el colesterol y los triglicéridos.

Pericardio: membrana que rodea el corazón.

Pericarditis: inflamación de la membrana que rodea el corazón.

Placa: sustancias grasas, incluidos el colesterol, productos de deshecho celular, calcio y fibrina (un material coagulante en la sangre) que se acumulan en el recubrimiento de una arteria.

Plaqueta: cuerpo incoloro con forma de disco que se encuentra en la sangre y contribuye a la coagulación.

Prediabetes: afección que se caracteriza por niveles altos de azúcar en la sangre, pero no tan altos como para clasificarla como diabetes tipo 2. También se la denomina tolerancia disminuida a la glucosa.

Preeclampsia: complicación del embarazo que se caracteriza por presión arterial alta y señales de daño en órganos de otros sistemas, a menudo los riñones.

Prehipertensión: afección recientemente definida como presión arterial entre 120/80 y 139/89 mm Hg. Constituye una señal de alerta de que uno se encuentra a mayor riesgo de desarrollar presión arterial alta en el futuro.

Presión arterial diastólica: el valor más bajo en una lectura de presión arterial que representa la presión dentro de las arterias cuando el corazón se llena de sangre entre las contracciones.

Presión arterial sistólica: el valor más alto en una lectura de presión arterial que representa la presión dentro de las arterias cuando el corazón se contrae.

Proteína: compuesto de aminoácidos que el cuerpo utiliza para crecer y repararse. Entre los alimentos que aportan proteínas se encuentran los productos de origen animal, los granos, las legumbres y los vegetales.

Pulso: medición de la frecuencia cardíaca. Pulsación rítmica de las arterias a medida que se bombea la sangre a través de ellas. Suele percibirse en la muñeca o el cuello.

Radicales libres de oxígeno: químicos tóxicos liberados durante el proceso de respiración celular que se liberan en cantidades excesivas cuando las células mueren.

Resistencia a la insulina: afección que se caracteriza por la incapacidad del cuerpo de responder de forma adecuada a la insulina que produce. Esto puede causar niveles altos de azúcar en la sangre. En ocasiones, se la llama prediabetes.

Resucitación cardiopulmonar (RCP): se trata de una técnica utilizada en casos de emergencia cuando una persona no respira o su corazón no late.

Síndrome metabólico: una combinación de afecciones que, cuando se dan juntas, aumentan el riesgo de desarrollar enfermedades cardíacas, sufrir un accidente cerebrovascular y contraer diabetes. Entre estas afecciones se incluyen presión arterial alta, niveles altos de azúcar en la sangre, exceso de grasa corporal alrededor de la cintura (cuerpo en forma de manzana) y niveles anormales de triglicéridos.

Síntomas poco comunes: ausencia de señales y síntomas habituales que caracterizan una enfermedad específica.

Sistema cardiovascular: el corazón, los vasos sanguíneos y la sangre que se transporta en ellos.

Stent: tubo pequeño de malla de metal y expandible que se coloca en el interior de un vaso sanguíneo obstruido y se expande para abrirlo.

Taquicardia ventricular: señales eléctricas en los ventrículos que se disparan de forma rápida y descontrolada y ocasionan espasmos en lugar de pulsaciones que bombean sangre. Esta afección puede agravarse en una frecuencia más rápida e irregular que suele denominarse fibrilación ventricular.

Taquicardia: pulsaciones rápidas. En algunos casos, se trata de una respuesta normal ante el ejercicio, la ansiedad o la fiebre. En otros casos, constituye una respuesta anormal.

Tomografía computarizada (TC): imágenes detalladas de los órganos internos obtenidas mediante una serie de radiografías tomadas desde diferentes ángulos. Se utiliza el procesamiento computarizado para crear imágenes transversales o "cortes" de los huesos, los vasos sanguíneos y los tejidos lisos del cuerpo.

Triglicéridos: grasas presentes en el torrente sanguíneo que se depositan en los tejidos. La mayor parte de la grasa corporal se almacena en forma de triglicéridos para utilizarla en el futuro. Los triglicéridos se obtienen principalmente de la grasa de los alimentos.

Válvula: puerta entre dos cámaras del corazón o entre una cámara del corazón y un vaso sanguíneo. Al cerrarse una válvula, la sangre no debe poder pasar.

Vascular: relativo a los vasos que llevan la sangre.

Ventrículos: las dos cavidades inferiores del corazón. Estas cavidades son responsables de bombear sangre a los pulmones (ventrículo derecho) y el cuerpo (ventrículo izquierdo).

Agradecimientos

Muchos colegas contribuyeron al proceso de escritura de este libro, y queremos aprovechar esta oportunidad para reconocer y agradecer desde lo más profundo de nuestros corazones a la enorme cantidad de mujeres y hombres que nos inspiraron, nos prestaron su ayuda y, lo que es más importante, nos apoyaron a lo largo de este camino.

A nuestros pacientes, especiales y resistentes por sobre todas las cosas, queremos decirles que ustedes son la razón por la que jamás dejamos de sentir pasión por esta actividad que nos permite empoderar a mujeres que llevan todo tipo de vidas y animarlas a asumir la responsabilidad de cuidar el corazón y ser sus propias defensoras. Sus historias son, al día de hoy, el motivo que nos lleva a seguir trabajando. Sus preguntas, inquietudes y solicitudes de desarrollar un plan sencillo para tener un corazón saludable fueron el motor que nos llevó a escribir este libro.

Queremos reconocer a aquellos sin cuya participación *Heart Smart for Women* no habría sido posible.

Nuestro agradecimiento más sincero es para las coautoras Sotiria Everett y Lori Russo. Sotiria ha recorrido con éxito el camino de muchas mujeres en su búsqueda de una alimentación saludable para el corazón y ha desarrollado un plan sencillo para guiarlas y ayudarlas a elegir opciones saludables. Lori ha trabajado incansablemente para que este libro cobre vida. Su orientación, paciencia y experiencia son invaluables.

También queremos agradecer a PJ Dempsey por su entusiasmo, ánimo y orientación que tanto nos ayudó a comenzar este proyecto. PJ, tú encendiste la llama que nos impulsó a escribir *Heart Smart for Women*.

Queremos agradecer de corazón a la Dra. Jennifer Ashton por su prólogo sumamente considerado y esclarecedor, y a Hope Allen por su colaboración y experiencia.

Muchas gracias a Soledad Obrien y al Dr. César J. Herrera por sus palabras de apoyo y respaldo.

Un agradecimiento especial a nuestros colegas de Northwell, la Dra. Johanna Martinez, Josephine Guzmán y Rosagna Mancebo por su inestimable guía y revisión.

Muchas gracias también a nuestra editora, Barbara Munson, por sus reflexiones y comentarios magníficos sobre el manuscrito, así como al equipo de Onward, Jeff Barasch, Justin Colby, Mary O'Connor y Thea Welch, por su orientación, sus comentarios y la experiencia que aportaron al proyecto.

Nuestros colegas en el Katz Institute for Women's Health también brindaron su apoyo y ánimo invaluables. Leslie Kang, Rosemarie Ennis, Rosagna Mancebo, Reva Gajer, Catherine Blotiau, Emilie Blotiau, Kaye-lani Brissett, Joan Bush, Lori Ginsberg, Bella Grossman, Marissa Licata, Kim McHugh, y la Dra. Penny Stern, trabajar junto a ustedes es una bendición que agradecemos todos los días.

No queremos dejar de agradecer a los integrantes de nuestro equipo en el Center for Equity of Care, Barbara Milone, Michael Wright, Cynthia Lewin, Debbie DiMisa, Lori Loose, Elizabeth McCulloch, Fallon Williams, Marilyn Dienstag, Terry Tan, Elaine Ianazzi, Dorraine Russin, Samantha Rosario, Colleen Ruggiero y Shawn Crumpton.

También agradecemos especialmente a Iris y Saul Katz por su enfoque visionario respecto de la salud de las mujeres y por su compromiso con el empoderamiento femenino que nos impulsa a enfocarnos en la prevención y el bienestar. Es un honor para nosotras trabajar junto a ustedes en este proyecto. Este libro no existiría de no ser por su visión y su invaluable apoyo.

Muchas gracias a Nanci y Larry Roth y a la Roth Family Foundation por su generosidad y apoyo hacia el Programa de salud cardíaca para mujeres de Northwell. A través de este programa, podemos brindar atención personalizada y dedicada a la prevención, la detección temprana y el tratamiento de enfermedades cardiovasculares en mujeres.

Como médicas de larga data del grupo de Northwell Health, estamos en deuda con nuestros colegas, quienes reconocieron la necesidad de ver la salud femenina con otros ojos. Queremos agradecer a nuestro equipo de liderazgo y a nuestros colegas: Michael Dowling, Mark Solazzo, el Dr. Larry Smith, el Dr. David Battinelli, Ralph Nappi, Kevin Beiner, la Dra. Rachel Bond, la Dra. Jean Cacciabaudo, Dennis Connors, Dennis Dowling, Donna Drummond, Victoria Faustini, Barbara Felker, Alice Fornari, Kathy Gallo, Rebecca Gordon, la Dra. Evelina Grayver, la Dra. Cindy Grines, la Dra. Sonia Henry, la Dra. Jill Kalman, el Dr. Barry Kaplan, el Dr. Stanley Katz, Jeffrey Kraut, Brian Lally, Terry Lynam, Robert Lane, Winifred Mack, Phyllis McCready, Joe Moscola, el Dr. Jason Naidich, el Dr. Ira Nash, Laura Peabody, Portia Rindos, la Dra. Angela Romano, June Scarlett, Deborah Schiff, Joe Schulman, el Dr. Varinder Singh, Susan Somerville, Ramon Soto, la médica osteópata Suzanne Steinbaum, Eugene Tangney, Bessy Thangavelu, Chantal Weinhold, Maureen White, la Dra. Abbey Wolf y el Comité de Dirección Clínica de Katz Institute for Women's Health, así como al resto de nuestra familia de Northwell.

Nuestros amigos en la American Heart Association nos han dado constantes palabras de aliento, además de la oportunidad de conocer a muchas mujeres que nos inspiraron a escribir este libro. Nancy Brown, Julie Roberts, Sue Flor, Kathy Munsch, Brooks Lancaster, Jaimie Racanelli, Heather Kinder, Kathy Kauffmann, Leslie Holland, Julie Del Barto y Larry Bloustein nos han acompañado en cada paso de este camino.

Queremos agradecer especialmente a nuestros amigos de WomenHeart por supervisar un programa integral de iniciativas especiales centradas en las pacientes, entre las que se incluyen Mary McGowan, Susan Campbell, Joyce Lenard y los médicos miembros del Consejo de Asesoramiento Científico. Además, queremos agradecer a nuestros campeones desde hace tiempo: Ally Bunin, Michael Weamer y Helaine Baruch.

Nos consideramos afortunadas de contar con una red de colegas cardiólogos en constante crecimiento, a la cual pertenecen grandes exponentes de distintas áreas, colaboradores e innovadores que se han sumado a este recorrido hacia la igualdad de género y la salud cardíaca femenina. Queremos agradecer también a la incomparable Dra. Nanette Wenger, nuestra heroína y mentora, y a los campeones de la salud femenina, los Drs. Holly Andersen, Sharonne Hayes, Noel Bairy Merz, Robert Bonow, Martha Gulati, Alice Jacobs, Gina Lundberg, Robin Miller, Rita Redberg, Leslee Shaw, Allison Spatz, Michelle Johnson, Annabelle Volgman, Mary (Minnow) Walsh, Malissa Wood, Virginia Miller e Ileana Pina.

Nos cuesta encontrar las palabras adecuadas para agradecer a nuestras familias como es debido. Nuestros padres, hermanos, esposos e hijos han estado allí en cada paso, y nos han inspirado y animado a convertir este libro en una realidad.

A nuestras madres y tías tan especiales y motivadoras, Jean Mieres, Harriet Rosen, Dimitra Tzakas, Rae Russo y Barbara Mieres, gracias por ser nuestros modelos a seguir, la voz de la razón y las mejores animadoras.

Por sobre todo, queremos agradecer a nuestros maridos, Haskel Fleishaker, Mark Silverman, Andrew Everett y Barry Shpizner, y a nuestros hijos, Zoë Fleishaker; Max, Rebecca y Sarah Silverman; Dimitri, Matthew y Alexa Everett, y Mark y Jeremy Shpizner. Sin su apoyo, comprensión y amor no hubiéramos alcanzado este importante logro.

Sobre las autoras

DRA. JENNIFER H. MIERES, miembro del ACC, de la ASNC y de la AHA, es profesora de cardiología y vicedecana de Asuntos Docentes en Donald and Barbara Zucker School of Medicine en Hofstra/Northwell, vicepresidente sénior del Center for Equity of Care y jefa de Diversidad e inclusión en Northwell Health. La Dra. Mieres es una reconocida experta en las áreas de cardiología nuclear, enfermedades cardiovasculares en mujeres y defensa de la atención médica centrada en el paciente. Como vicepresidente sénior del Center for Equity of Care de Northwell Health, supervisa el Katz Institute for Women's Health y diversos programas de asociación y extensión orientados a la comunidad.

Graduada de Bennington College y la Facultad de Medicina de Boston University, es miembro de la American Heart Association (AHA), del American College of Cardiology (ACC) y de la American Society of Nuclear Cardiology (ASNC), organización de la cual fue la primera presidente mujer. Cuenta con certificación en enfermedades cardiovasculares y cardiología nuclear, y tiene una participación activa en el área de investigación cardiovascular clínica.

La Dra. Mieres es una reconocida defensora de la equidad de atención, la salud femenina, la atención médica centrada en el paciente y la reforma de la educación médica. Sus investigaciones en materia de salud cardiovascular en las mujeres contribuyeron al desarrollo de las pautas nacionales de diagnóstico por imagen para las mujeres. Fue productora ejecutiva del documental *A Woman's Heart* (2002), nominado al Emmy como mejor documental en la categoría Salud y ciencia de la 46.ª entrega de los premios Emmy de Nueva York, así como de una serie documental de dos partes emitida por la señal televisiva PBS, titulados *Rx: The Quiet Revolution* y *Rx: Doctors of Tomorrow* (2015).

La Dra. Mieres es coautora de *Heart Smart for Black Women and Latinas: A Five-Week Program for Living a Heart-Healthy Lifestyle* (2008), y de más de 60 publicaciones científicas. Por su constante trabajo a favor de la defensa del paciente y la comunidad, la Dra. Mieres cumple la función de vocera nacional del movimiento Go Red for Women de la AHA, se ha desempeñado como presidente de varios comités nacionales de la AHA y presidió el grupo de elaboración de las primeras pautas nacionales de diagnóstico por imagen para mujeres con indicios de enfermedad cardíaca de la AHA. También es miembro fundadora de la Junta de Asesoramiento Científico de WomenHeart: The National Coalition for Women with Heart Disease.

La Dra. Mieres ha sido reconocida por su incansable labor al promover la diversidad en la educación médica, así como la eliminación de las desigualdades en la provisión de atención médica a la comunidad. La Association of Black Cardiologists le ha otorgado el premio Walter M. Booker Sr. a la promoción de la salud. También ha sido reconocida por la American Heart Association por su servicio excepcional como presidente regional y por sus significativas contribuciones voluntarias. Además, la Dra. Mieres ha recibido el premio a las mujeres mentoras en cardiología del ACC, el premio Red Dress del día de la mujer, el premio Wenger de WomenHeart a la atención médica y el premio a la excelencia del gobernador del estado de Nueva York.

La Dra. Mieres es convocada con frecuencia por los medios nacionales y locales como vocera experta, y ha sido designada como la voz más creíble en la industria de la salud.

En la actualidad, la Dra. Mieres vive en la ciudad de Nueva York con su marido, el Dr. Haskel Fleishaker y su hija Zoe.

DRA. STACEY E. ROSEN, miembro del ACC, del American College of Physicians y de la AHA, es profesora de cardiología y de salud de la mujer del consejo de delegados en Donald and Barbara Zucker School of Medicine en Hofstra/Northwell, y vicepresidente del área de Salud de la Mujer en Katz Institute for Women's Health (KIWH).

En KIWH, la Dra. Rosen supervisa el desarrollo y la coordinación de un enfoque integral de servicios a la mujer en Northwell Health. KIWH se centra en la eliminación de las desigualdades en la atención médica mediante programas clínicos integrales, investigación de género, la generación de compromiso en la comunidad e iniciativas de educación sobre la salud.

Graduada del programa médico de seis años de la Facultad de Medicina de Boston University, la Dra. Rosen cuenta con certificación en medicina interna, cardiología y ecocardiografía y es miembro del American College of Cardiology, del American College of Physicians, de la American Heart Association y de la American Society of Echocardiography.

La Dra. Rosen ha ejercido como cardióloga y ecocardiógrafa durante más de 25 años, y se desempeñó como presidente asociada del Departamento de Cardiología y directora del Programa de becas de enfermedades cardiovasculares en Northwell Health antes de unirse al equipo de KIWH.

La Dra. Rosen es voluntaria de la AHA desde hace muchos años, y se ha desempeñado en posiciones jerárquicas a nivel local, regional y nacional. Ha sido presidente médica de los almuerzos de Go Red for Women en la ciudad de Nueva York y Long Island durante muchos años y se desempeñó como vocera nacional de la concientización sobre la prevención y el tratamiento de enfermedades cardíacas en mujeres.

En la actualidad, es miembro de la Junta de Asesoramiento Científico de WomenHeart: The National Coalition for Women with Heart Disease.

La Dra. Rosen es miembro de la Roundtable on Health Literacy de la National Academy of Medicine (anteriormente denominada Institute of Medicine), donde su trabajo se centra en la importancia de la educación sobre la salud y las iniciativas de capacitación cultural para la optimización de la salud y el bienestar femeninos.

La Dra. Rosen se desempeñó durante dos períodos como consejera del American College of Cardiology en los condados de Nassau y Suffolk. Ha recibido varios premios por su labor como docente, incluido el premio Ann Gottlieb a la excelencia en docencia de Northwell Health-LIJ y premios por servicios voluntarios a la American Heart Association, fue nominada como una de las 50 mujeres más influyentes de Long Island en dos ocasiones. También recibió el premio Every Woman Matters (Cada mujer cuenta) de la Mets Foundation y el premio de ciencia cardiovascular de la American Heart Association en la 48.ª entrega del baile anual American Heart Ball de la región de Long Island.

En la actualidad, la Dra. Rosen vive en el condado de Nassau, Nueva York, con su marido, el Dr. Mark Silverman.

SOTIRIA EVERETT, nutricionista y doctora en educación, es una nutricionista certificada y profesora clínica adjunta en el Departamento de Familia, División de Población, Medicina Preventiva y Nutrición de Stony Brook University. Antes de unirse al equipo de Stony Brook University, la Dra. Everett se desempeñó como nutricionista en Katz Institute for Women's Health en Northwell Health, donde diseñó un programa ambulatorio integral de nutrición como parte de un servicio de atención médica integral.

Graduada de la Facultad de Formación Docente de Columbia University, la Dra. Everett también es miembro de la Academia de Nutrición y Dietética, y cuenta con certificación en nutrición deportiva. Es coautora de numerosos capítulos de manuales de nutrición y artículos publicados en revistas científicas. La Dra. Everett también fue convocada por varios medios, como las revistas *SHAPE*, *Women's Health* y *Girl's Life*.

LORI M. RUSSO, juris doctor, es una asesora centrada en la salud femenina. Antes de fundar su propia empresa de consultoría, Russo se desempeñó como asesora interna (1986 a 2011) y jefa de reconocimiento al empleado y relaciones institucionales de Estados Unidos (2011-2012) en Credit Suisse, una empresa multinacional de servicios financieros. Desde el 2012, Russo se ha enfocado en proyectos relacionados con la atención médica, enfocándose principalmente en la desigualdad de género y la salud femenina. Entre sus proyectos más recientes se incluyen una serie documental de dos partes de la señal televisiva PBS, *Rx: The Quiet Revolution* y *Rx: Doctors of Tomorrow*. Se graduó en Northwestern University y en la Facultad de Leyes de Boston University.

KATZ INSTITUTE FOR WOMEN'S HEALTH EN NORTHWELL HEALTH es un centro dedicado al desarrollo de un nuevo modelo de salud femenina. KIWH se centra en las necesidades médicas específicas de las mujeres de todas las edades creando lazos duraderos mediante la provisión de atención clínica coordinada basada en el género y el sexo, el desarrollo de programas de educación sobre la salud enfocados en la prevención y el bienestar, y mediante el apoyo a la investigación centrada en el género y el sexo.

Índice